With best regards

Klaus Stötle

Berlin, 3-4-89

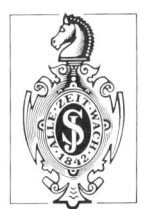

Klaus Roth

# NMR-Tomographie und -Spektroskopie

in der Medizin

Eine Einführung

Mit 122, zum Teil farbigen Abbildungen
und 12 Tabellen

Springer-Verlag
Berlin Heidelberg New York Tokyo 1984

Priv.-Doz. Dr. Klaus Roth
Fachbereich Chemie, Institut für Organische Chemie
der Freien Universität Berlin,
Takustraße 3, 1000 Berlin 33

ISBN 3-540-13076-4 Springer Verlag Berlin Heidelberg New York Tokyo
ISBN 0-387-13076-4 Springer-Verlag New York Heidelberg Berlin Tokyo

CIP-Kurztitelaufnahme der Deutschen Bibliothek.
Roth, Klaus: NMR-Tomographie und -Spektroskopie in der Medizin: e. Einf./
Klaus Roth. – Berlin; Heidelberg; New York; Tokyo: Springer 1984
ISBN 3-540-13076-4 (Berlin, Heidelberg, New York, Tokyo)
ISBN 0-387-13076-4 (New York, Heidelberg, Berlin, Tokyo)

Satz u. Bindearbeiten: G. Appl, Wemding, Druck: aprinta, Wemding
2121/3140–543210

# *Vorwort*

Bereits die ersten Anwendungen der Kernspin(NMR)-Spektroskopie und -Tomographie auf medizinische Fragestellungen unter Verwendung noch sehr unvollkommener Versuchsapparaturen ließen das außergewöhnliche Potential dieser Methode erahnen. Die folgerichtig daraufhin einsetzende stürmische Entwicklung auf diesem Gebiet wurde v. a. von den Herstellerfirmen vorangetrieben, denen es gelang, durch Verbesserungen der Magnet- und Computertechnologie serienreife Geräte mit einer bereits erstaunlichen Bildqualität herzustellen. Experimentelles Material aus ersten systematischen klinisch-diagnostischen Untersuchungen läßt klar erkennen, daß insbesondere die Kernspin(NMR)-Tomographie in Zukunft einen festen Platz in der klinischen Diagnostik einnehmen wird.

Somit wird der klinische Mediziner mit einer völlig neuen Untersuchungstechnik konfrontiert, die es zunächst in ihren Grundlagen zu verstehen gilt. Da die NMR-Technik bereits seit langem in der Chemie und Physik vielseitig eingesetzt wird, liegen eine ganze Anzahl von Lehrbüchern vor, die sich jedoch meist an einen naturwissenschaftlichen Leserkreis wenden. Die darin vorausgesetzten physikalischen und mathematischen Kenntnisse, die sich auch im benutzten Vokabular ausdrücken, sind nicht Lehrinhalt eines Medizin- oder Biochemiestudiums. Ziel dieser Einführung ist daher eine für den Mediziner verständliche Darstellung der Grundlagen der NMR-Techniken.

Unter diesem Gesichtspunkt wurden an vielen Stellen des Buches drastische Vereinfachungen vorgenommen, die häufig mit einem gewissen – allerdings nach Meinung des Autors vertretbaren – Verlust an physikalischer Detailgenauigkeit verbunden sind. Insbesondere bei der Darstellung der Messung von Relaxationszeiten und der Bildrekonstruktion auf der Basis der zweidimensionalen NMR-Spektroskopie wurde die Kompromißbereitschaft des Autors in dieser Hinsicht stark belastet. Wenn in den meisten Fällen die Entscheidung zugunsten der besseren Verständlichkeit gefallen ist, dann allein mit dem Ziel, dem Leser den ersten Einstieg in dieses physikalisch recht komplizierte Meßverfahren zu erleichtern. Um dem interessierten Leser den Übergang zur Originalliteratur zu ermöglichen, sind im Anhang eine Darstellung des rotierenden Koordinatensystems und ein Glossar der gebräuchlichsten Fachausdrücke enthalten. Zur weiteren Erleichterung wird jedes Kapitel mit einer Auswahl von Literaturstellen ergänzt.

Der Weg von der Idee zur Fertigstellung des Buchs konnte nur durch die Förderung und tätige Mithilfe vieler Kollegen und Freunde geschafft werden. Herrn Dr. J. Mittner danke ich für seine Hilfestellung bei der Einarbeitung in die für mich ungewohnten medizinischen Aspekte, wobei seine Geduld bei der Übersetzung der medizinischen Fachsprache besonders hervorgehoben werden muß. Herrn Priv. Doz. Dr. W. Fiegler danke ich für die Interpretation der abgebildeten Tomogramme und die kritische Durchsicht der ausgewählten Anwendungsbeispiele. Herrn Dr. H. Bauer, Dortmund, danke ich für die Durchsicht des Manuskripts und seine wertvollen Ratschläge. Herrn Dr. G. Holzmann danke ich für die künstlerische Darstellung des rotierenden Koordinatensystems. Besonders hervorheben möchte ich die Mithilfe von Dr. N. Ott, Berlin. Erst durch seine konstruktive Mitarbeit bei der Durchsicht des Manuskripts und seinen vielen Ideen zur verständlichen Darstellung komplizierter Sachverhalte hat das Buch seine endgültige Form angenommen.

Für die Überlassung von reproduktionsreifen Bildvorlagen möchte ich mich herzlich bei den folgenden Kollegen bedanken:

Prof. B. Chance (University of Philadelphia)
Dr. H. Friedburg (Universität Freiburg)
Dr. D. G. Gadian (University of Oxford)
Dr. A. Ganssen (Siemens, Erlangen)
Dr. R. E. Gordon (Oxford Research Systems, Oxford)
Priv. Doz. Dr. W. Huk (Universität Erlangen)
Prof. L. Kaufman (Diasonics, San Francisco)
Prof. J. R. Mallard (M&D Technology, Aberdeen)
Dr. P. Morris (National Institute for Medical Research, London)
Dr. H. Post (Bruker, Karlsruhe)
Prof. R. E. Steiner (Hammersmith Hospital, London)
Dr. H. J. Weinmann (Schering, Berlin)
Dr. I. R. Young (Picker, Wembley)
Dipl. Phys. M. Zabel (Bruker, Karlsruhe)
Dr. Ziedses des Plantes (Kliniken Leyden)
Dr. B. H. Zimmermann (Siemens, Erlangen)

Herrn B. Lewerich und den Mitarbeitern vom Springer Verlag danke ich für die verständnisvolle Zusammenarbeit.

Berlin, im Dezember 1983                                    Klaus Roth

# Inhaltsverzeichnis

# 1 Potentielle Anwendungen der NMR-Technik in der Medizin

Im Jahre 1946 haben F. Bloch und E. M. Purcell das erste kernmagnetische Resonanzexperiment (NMR = „nuclear magnetic resonance")[1] durchgeführt, wofür Ihnen 1952 der Nobelpreis verliehen wurde. Seitdem hat sich diese physikalische Technik von einer Meßmethode der magnetischen Eigenschaften von Atomkernen zu einem leistungsfähigen Instrument des Chemikers zur Struktur- und Konzentrationsbestimmung von Molekülen entwickelt. Durch den Einsatz moderner Rechnersysteme, verbunden mit dem technischen Fortschritt der letzten Jahre in der Herstellung leistungsfähiger Magnetsysteme, gelang die Verbesserung der NMR-Meßempfindlichkeit um mehrere Größenordnungen. Dadurch konnte mit dieser Methode erst in jüngster Zeit der biologisch-medizinisch relevante Konzentrationsbereich erschlossen werden, wobei Messungen an intakten biologischen Systemen von besonderem Interesse sind. Aufgrund der in den letzten Jahren mit Hilfe der NMR-Technik gewonnenen Erkenntnisse über den Stoffwechsel gesunder und kranker Zellen lassen sich für diese experimentelle Technik große Möglichkeiten im klinisch-diagnostischen Bereich der Medizin vorhersagen.

Bisher wurden v.a. in 2 Richtungen umfangreiche Untersuchungen durchgeführt. Auf der Basis eines von P. C. Lauterbur 1973 entwickelten Verfahrens läßt sich aus geeignet gemessenen NMR-Daten ein Schnittbild der Gewebswasserverteilung berechnen. In Anlehnung an die Röntgencomputertomographie (CT) wird diese Methode als *NMR-Tomographie* bezeichnet.

Abbildung 1 und 2 zeigen typische NMR-Tomogramme eines gesunden Menschen, aufgenommen mit ersten Prototypen von NMR-Tomographen. Die bereits ausgezeichnete Bildqualität ist besonders hervorzuheben. Auf diesem Gebiet, das insbesondere von industrieller Seite dynamisch vorangetrieben wird, liegt bereits eine größere Anzahl von detaillierten Studien am gesunden und kranken Menschen vor.

Eine zweite, die NMR-Tomographie ergänzende Untersuchungsmethode stellt die von der Firma Oxford Instruments, Ltd. in Zusammenarbeit mit der Arbeitsgruppe von Prof. G. K. Radda von der Universität Oxford entwickelte *Topical magnetic resonance (TMR)*-Technik dar. Durch eine geschickte experimentelle Anordnung können NMR-Spektren einzelner Körperteile und Organe in situ selektiv untersucht werden. Insbesondere sog. Phosphor-NMR-Untersuchungen sind von größtem medizinischen Wert, da mit Hilfe eines Phosphor-NMR-Spektrums die wesentlichen Energieträger der Zelle Adenosintriphosphat, Kreatinphosphat

---

1 Für das kernmagnetische oder Kernspinresonanzexperiment hat sich im deutschsprachigen Raum die englische Abkürzung NMR durchgesetzt. Zur Vereinheitlichung wird auch der Begriff NMR-Tomographie für das bildgebende Verfahren benutzt, obwohl in einigen deutschsprachigen Publikationen der Ausdruck Kernspintomographie verwendet wird

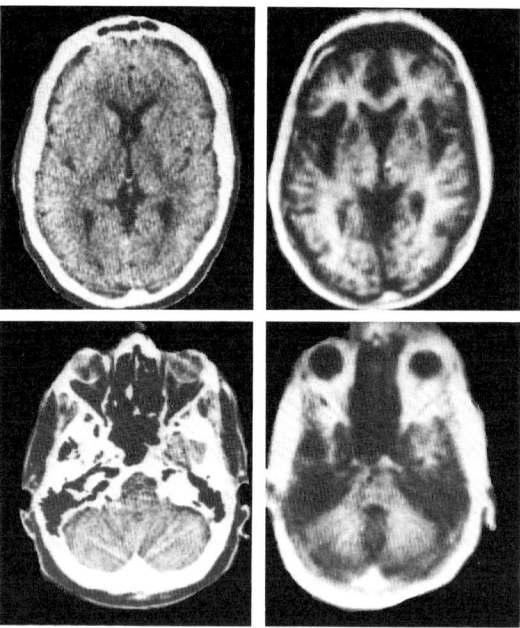

*Abb. 1.* Axiale Computer- und NMR-Tomogramme des menschlichen Kopfes. Die NMR-Tomogramme *(rechts)* erlauben im Unterschied zu den Computertomogrammen eine deutlichere Differenzierung zwischen grauem und weißem Gehirngewebe. (Aufnahmen: R. E. Steiner und I. A. Young, London)

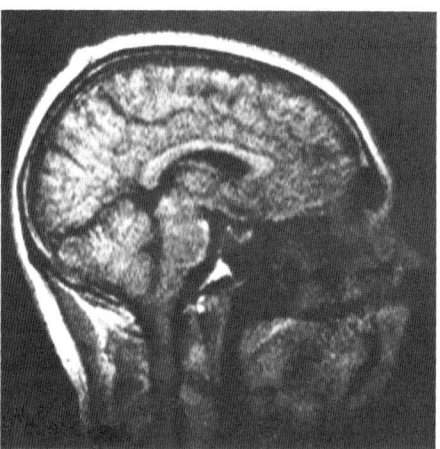

*Abb. 2.* Mediosagittales NMR-Tomogramm des Autors. Im Gegensatz zur Computertomographie ist die Bildebene in der NMR-Tomographie nicht durch das Meßsystem vorgegeben, sondern kann ohne Umlagerung des Patienten elektronisch beliebig definiert werden. Im NMR-Tomogramm werden wasserhaltige Gewebe hell und luftgefüllte Hohlräume dunkel abgebildet. Das NMR-Tomogramm enthält eine Vielzahl von anatomischen Detailinformationen und zeichnet sich durch den großen Bildumfang aus: Weichteile, Knochenstrukturen und intrakranielle Strukturen sind gleichzeitig erkennbar. (Aufnahme: Technicare)

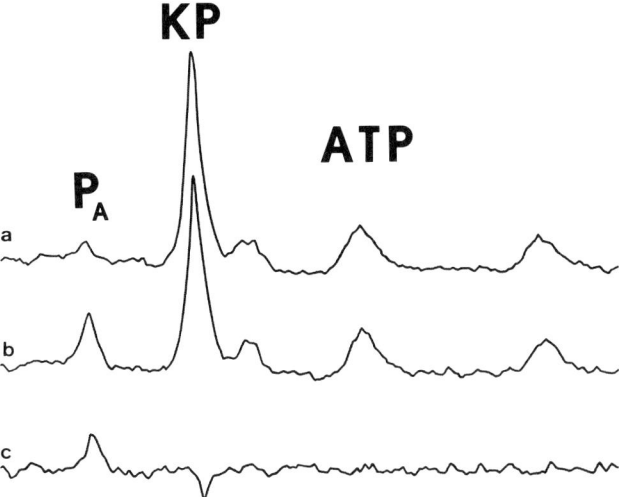

*Abb. 3 a–c.* Phosphor-NMR-Spektren eines menschlichen Unterarms. Die einzelnen Signale können den Phosphoratomen der verschiedenen Phosphormetaboliten Kreatinphosphat *(KP)*, Adenosintriphosphat *(ATP)* und anorganischem Phosphat *(P_A)* zugeordnet werden. Die Intensität der einzelnen Signale spiegelt direkt die relativen Konzentrationen wieder. *a* Spektrum im Ruhestand, *b* Spektrum nach 10minütigem Abbinden des Oberarms, *c* Differenzspektrum zwischen *a* und *b*. Das Differenzspektrum zeigt, daß bei Sauerstoffmangel die Konzentration an Kreatinphosphat zugunsten des anorganischen Phosphats abnimmt, während der ATP-Gehalt konstant bleibt. Aus der unveränderten Lage des $P_A$-Signals folgt, daß der pH-Wert unter ischämischen Bedingungen konstant bleibt und somit eine ATP-Synthese durch Glukoseabbau unter Bildung von Milchsäure nicht eingesetzt hat. (Nach Unterlagen der Fa. Oxford Research Systems)

und anorganisches Phosphat quantitativ erfaßt werden können. Aus den relativen Konzentrationen dieser Phosphormetaboliten lassen sich somit Aussagen über den energetischen Zustand und die Versorgung der Zellen machen.

Abbildung 3 zeigt dies an einem eindrucksvollen Beispiel bei der Untersuchung von Sauerstoffmangelerscheinungen in menschlichem Muskelgewebe in vivo. Weitere Untersuchungen an perfundierten Tierorganen (Leber, Niere und Herz) unter normalen und ischämischen Bedingungen zeigen eindeutig, daß die Phosphor-NMR-Spektroskopie eine qualitative Bewertung von Geweben erlaubt, was sowohl in Hinblick auf Organtransplantationen als auch zur Bestimmung des Ausmaßes irreversibler Gewebeschädigungen durch lokale und globale Unterbrechungen der Sauerstoffversorgung von großer Bedeutung ist. Erste vielversprechende Ergebnisse klinisch-diagnostischer Anwendungen in diesem Bereich liegen bereits vor.

Weiterhin kann aus den Phosphor-NMR-Spektren der intrazelluläre pH-Wert mit einer Genauigkeit von etwa 0,1 *nichtinvasiv* bestimmt werden. Gerade dieser Anwendung der NMR-Technik muß wegen der Bedeutung des pH-Werts als physiologischer Parameter besonderes Gewicht zugemessen werden. Erste Untersuchungen an Tierorganen und an menschlichen Armen und Beinen zeigen, daß über die kontinuierliche Messung des intrazellulären pH-Werts unter den verschiedensten physiologischen Bedingungen Enzymmangelkrankheiten, verschiedene Muskelerkrankungen und Gewebeschädigungen infolge von Durchblutungsstörungen leicht zu diagnostizieren und lokalisieren sind und im Verlauf einer therapeutischen Behandlung gefahrlos verfolgt werden können.

Beide sich ergänzende Varianten der NMR-Technik weisen gegenüber anderen vergleichbaren Methoden v. a. einen entscheidenden Vorteil auf: NMR-Spektroskopie und -Tomographie sind völlig nichtinvasiv, für den Patienten mit keinerlei Strahlenbelastung verbunden und somit – nach heutigem Kenntnisstand – gesundheitlich völlig unbedenklich. Risikogruppen wie Schwangere und Säuglinge können gefahrlos beliebig oft untersucht werden. Erste kommerzielle Meßsysteme sind im Frühjahr 1983 in einigen Kliniken installiert worden. Hier, in der klinischen Erprobung, wird sich erweisen, ob und in welchen Bereichen die NMR-Technik anderen bereits etablierten Verfahren überlegen ist bzw. wo sie zumindest eine wertvolle Ergänzung darstellt. Mit hoher Wahrscheinlichkeit ist jedoch angesichts der enormen Leistungsfähigkeit dieser Methode eine Übernahme in den klinisch-diagnostischen Routinebetrieb in naher Zukunft zu erwarten.

# 2 Grundlagen der NMR-Spektroskopie

## 2.1 Das NMR-Experiment

Neben der Masse und Ladung bestimmt eine mechanische Rotation (Spin) die Eigenschaften von Atomkernen. Diese Eigendrehung verursacht die magnetische Eigenschaften der Atomkerne, auf denen das NMR-Experiment basiert. Abbildung 4 verdeutlicht dies am Beispiel des einfachsten Atomkerns, des Wasserstoffkerns, der nur aus einem Proton besteht.

Wie die Bewegung von Elektronen in einer stromdurchflossenen Spule, so führt auch die Rotation des positiv geladenen Wasserstoffkerns zu magnetischen Eigenschaften, so daß sich sowohl der Wasserstoffkern als auch die Spule nach außen hin wie ein Magnet verhalten. Während im feldfreien Raum die atomaren Magnete völlig regellos bezüglich ihrer Raumrichtung verteilt sind, richten sie sich bei Anlegen eines äußeren Magnetfeldes – analog zu einer Kompaßnadel im Magnetfeld der Erde – parallel oder antiparallel bezüglich der Richtung des angelegten Magnetfeldes aus, wobei die antiparallele Einstellung die energiereichere ist (Abb. 5).

Der Energieunterschied zwischen beiden Ausrichtungen (Energieniveaus) ist jedoch so gering, daß beide Einstellungen nahezu gleich oft eingenommen werden. Von insgesamt 2 Mio. Wasserstoffkernen nehmen unter typischen Meßbedingungen 999 995 die energiereichere antiparallele und 1 000 005 die energieärmere paral-

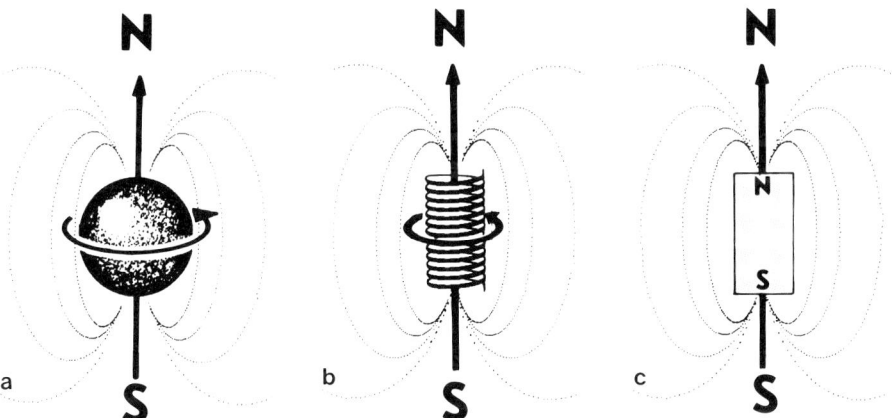

*Abb. 4a–c.* Die magnetischen Eigenschaften eines Atomkerns. Die mechanische Eigenrotation (Spin) verursacht, da elektrische Ladung bewegt wird, die magnetische Eigenschaft des Atomkerns *(a)*. Dies entspricht der Entstehung eines Magnetfeldes in einer stromdurchflossenen Spule *(b)*. Beide resultierenden magnetischen Felder unterscheiden sich nicht von dem eines üblichen Stabmagneten *(c)*

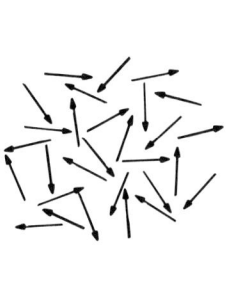

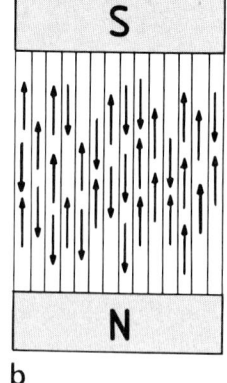

a                    b

*Abb. 5a, b.* Atomare Magnete vor und nach Anlegen eines Magnetfeldes. Während im feldfreien Raum *(a)* die atomaren Magnete – hier symbolisiert durch Pfeile – in ihrer Richtung völlig regellos verteilt sind, nehmen sie bei Anlegen eines äußeren Magnetfeldes *(b)* entweder die gleiche (parallele) oder entgegengesetzte (antiparallele) Ausrichtung ein

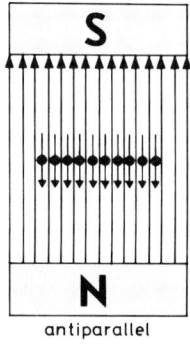

antiparallel

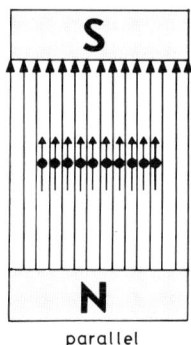

parallel

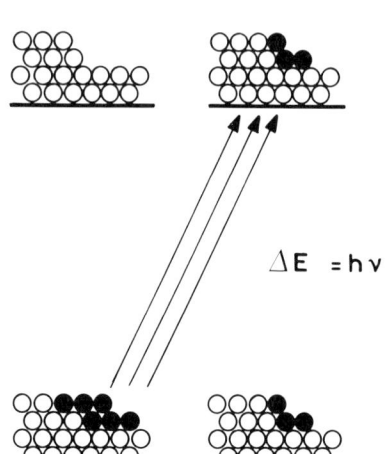

$\Delta E = h \nu$

*Abb. 6.* Das NMR-Experiment. Die beiden Energieniveaus entsprechen der parallelen und antiparallelen Ausrichtung der atomaren Magnete im äußeren Magnetfeld. Durch Einstrahlen von Energie können Übergänge vom unteren, energieärmeren und stärker besetzten in das obere Niveau erzwungen werden. Die damit verbundene Energieabsorption wird als NMR-Signal registriert

lele Einstellung ein. Beim NMR-Experiment (Abb. 6), das allein auf diesem äußerst geringen Besetzungszahlunterschied basiert, werden atomare Magnete aus der parallelen in die antiparallele Ausrichtung umgeklappt. Zur Messung eines NMR-Signals wird daher elektromagnetische Energie der Frequenz $\nu$ in die zu untersuchende Probe eingestrahlt. Wenn die Energie E nach der Planckschen Formel

$$E = h \cdot \nu \quad \text{(h = Plancksches Wirkungsquantum)} \tag{1}$$

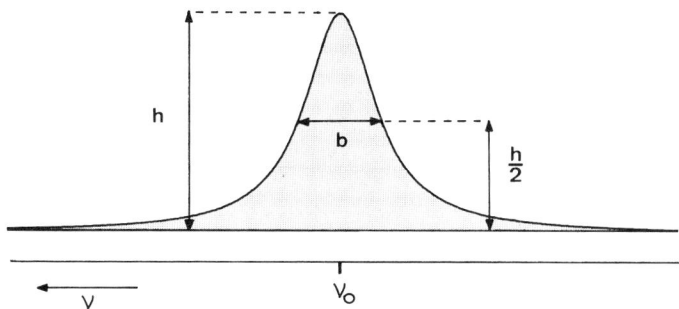

*Abb. 7.* Das NMR-Signal. Die beim NMR-Experiment absorbierte Energie wird üblicherweise in Form des NMR-Spektrums als Funktion der eingestrahlten Frequenz dargestellt. Wie bei jeder spektroskopischen Technik wird das NMR-Signal durch seine Resonanzfrequenz $v_0$, die Höhe $h$, die Linienbreite $b$ in halber Höhe und den Flächeninhalt charakterisiert

genau dem Energieunterschied zwischen beiden Ausrichtungen der Kernmagnete entspricht (Resonanz), werden Kernmagnete in ihrer Richtung umgeklappt. Die dabei aufgenommene Energie wird üblicherweise als NMR-Spektrum gemessen, d. h. die aufgenommene Energie wird als Funktion der eingestrahlten Frequenz dargestellt (Abb. 7).

Während des Resonanzvorganges kann jedoch nur so lange Energie aufgenommen werden, bis eine vollständige Gleichbesetzung der Magnete auf beide Niveaus erreicht ist (Sättigung). Nach der Gleichverteilung kann kein NMR-Signal mehr nachgewiesen werden, so daß für die Größe der Nettoenergieaufnahme und damit für die Intensität des NMR-Signals nur die *Besetzungszahldifferenz* von Bedeutung ist. Mit anderen Worten: Von 2 Mio. Wasserstoffkernen ändern unter typischen Meßbedingungen nur 5 ihre Richtung, und nur diese führen zu einer beobachtbaren Energieabsorption. Dieser äußerst geringe Wirkungsgrad des NMR-Experiments ist die Ursache für die von Natur aus geringe Empfindlichkeit der Meßmethode.

Nicht alle Atomkerne besitzen magnetische Eigenschaften. Immer dann, wenn sich der Atomkern aus einer geraden Anzahl von Neutronen und Protonen zusammensetzt, ist dieser Atomkern unmagnetisch. Dies gilt z. B. für die biologisch wichtigen Atomkerne Kohlenstoff der Masse 12 ($^{12}C$) und Sauerstoff der Masse 16 ($^{16}O$), die jeweils aus 6 bzw. 8 Protonen und Neutronen bestehen und daher NMR-inaktiv sind. Will man trotzdem NMR-Spektren dieser Elemente untersuchen, ist man gezwungen, auf ein NMR-aktives Isotop mit ungerader Neutronenzahl wie $^{13}C$ bzw. $^{17}O$ auszuweichen. Die magnetischen Eigenschaften und die natürliche Häufigkeit der Isotope einiger biologisch wichtiger Elemente sind in Tabelle 1 zusammengestellt.

Trotz des geringen Wirkungsgrades von 5:2 000 000 ergibt sich insgesamt, daß der Wasserstoffkern ($^1H$) der meßtechnisch weitaus günstigste Atomkern ist, weil er die höchste relative Empfindlichkeit und eine hohe natürliche Häufigkeit (99,9%) aufweist. Der Besetzungszahlunterschied der anderen Atomkerne ist wegen der deutlich geringeren Energiedifferenz zwischen der parallelen und antiparallelen Einstellung wesentlich kleiner, und in vielen Fällen verschlechtert außerdem die geringe natürliche Häufigkeit die Gesamtempfindlichkeit.

*Tabelle 1.* Eigenschaften einiger biologisch wichtiger Elemente. Die Atomkerne in den umrahmten Zeilen besitzen keine magnetischen Eigenschaften und sind somit NMR-inaktiv. Die relative Empfindlichkeit bezieht sich auf eine Meßprobe mit natürlicher Isotopenhäufigkeit, die Resonanzfrequenzen auf eine Magnetfeldstärke von 2,3 Tesla, entsprechend 100 MHz für Wasserstoff

| Element | Isotop | Resonanz-frequenz [MHz] | Natürliche Häufigkeit [%] | Relative Empfindlichkeit |
|---|---|---|---|---|
| Wasserstoff | $^1H$ | 100 | 99,98 | 100 |
|  | $^2H$ | 15 | 0,02 | 0,0002 |
| Kohlenstoff | $^{12}C$ | – | 98,9 | – |
|  | $^{13}C$ | 25 | 1,1 | 0,02 |
| Stickstoff | $^{14}N$ | 7 | 99,6 | 0,2 |
|  | $^{15}N$ | 10 | 0,4 | 0,0003 |
| Sauerstoff | $^{16}O$ | – | 99,76 | – |
|  | $^{17}O$ | 13 | 0,04 | 0,002 |
| Fluor | $^{19}F$ | 94 | 100 | 85 |
| Natrium | $^{23}Na$ | 26 | 100 | 13 |
| Magnesium | $^{25}Mg$ | 6 | 10 | 3 |
| Phosphor | $^{31}P$ | 40 | 100 | 8,3 |
| Schwefel | $^{32}S$ | – | 95 | – |
|  | $^{33}S$ | 7 | 0,76 | 0,02 |

Die äußerst geringe Empfindlichkeit der NMR-Spektroskopie kann nur durch Vergrößerung der Besetzungszahldifferenz der Energieniveaus verbessert werden. Es muß daher nach Wegen gesucht werden, mehr als 5 von 2 Mio. Kernmagnete zur Messung auszunutzen. Dies kann allein durch Vergrößerung der äußeren Magnetfeldstärke erreicht werden, da dann die Energiedifferenz zwischen beiden Einstellungen der Kernmagnete zunimmt und somit die energieärmere parallele im Verhältnis zur antiparallelen Einstellung stärker besetzt wird. Für den Zusammenhang zwischen Magnetfeldstärke $B_0$ und der Energiedifferenz $\Delta E$ gilt[2]

$$\Delta E = \gamma \cdot \frac{h}{2\pi} \cdot B_0, \qquad (2)$$

wobei $\gamma$ eine kernspezifische Konstante (gyromagnetisches Verhältnis) ist.

Zur Erreichung einer maximalen Empfindlichkeit wird entsprechend Gl. (2) eine möglichst hohe Magnetfeldstärke angestrebt. Gleichung (1) und (2) können zur sog. Larmor-Beziehung zusammengefaßt werden

$$\nu_0 = \gamma \cdot \frac{1}{2\pi} \cdot B_0. \qquad (3)$$

---

2 Für kompromißlose Anhänger des SI-Systems der physikalischen Größen sei darauf hingewiesen, daß $B_0$ streng genommen nicht die magnetische Feldstärke sondern die magnetische Induktion ist. Da beide Größen zueinander proportional sind und der feine Unterschied in diesem Zusammenhang völlig bedeutungslos ist, wird im folgenden der anschaulichere Feldstärkebegriff verwendet

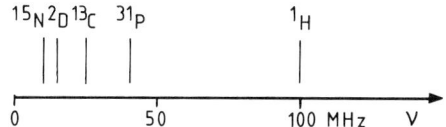

*Abb. 8.* NMR-Resonanzfrequenzen einiger Atomkerne. Bei einer Magnetfeldstärke von 2,3 Tesla zeigen die verschiedenen Atomkerne entsprechend Gl. (3) unterschiedliche Resonanzfrequenzen, deren Werte durch eine kernspezifische Konstante bestimmt wird

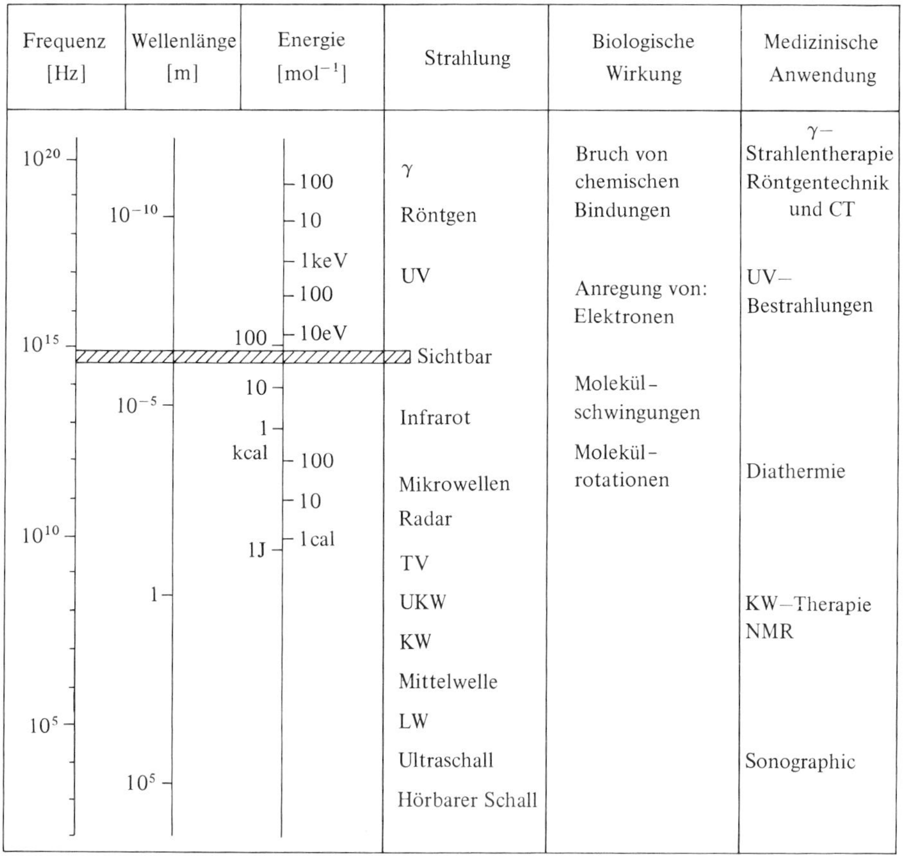

| Frequenz [Hz] | Wellenlänge [m] | Energie [mol$^{-1}$] | Strahlung | Biologische Wirkung | Medizinische Anwendung |
|---|---|---|---|---|---|
| $10^{20}$ | | 100 | $\gamma$ | Bruch von chemischen Bindungen | $\gamma-$ Strahlentherapie Röntgentechnik und CT |
| | $10^{-10}$ | 10 | Röntgen | | |
| | | 1 keV | UV | | UV$-$ Bestrahlungen |
| | | 100 | | Anregung von: Elektronen | |
| $10^{15}$ | | 100 · 10 eV | Sichtbar | | |
| | $10^{-5}$ | 10 | Infrarot | Molekül- schwingungen | |
| | | 1 kcal | | Molekül- rotationen | Diathermie |
| | | 100 | Mikrowellen | | |
| | | 10 | Radar | | |
| $10^{10}$ | | 1 J · 1 cal | TV | | |
| | 1 | | UKW | | KW$-$Therapie NMR |
| | | | KW | | |
| | | | Mittelwelle | | |
| $10^5$ | | | LW | | |
| | $10^5$ | | Ultraschall | | Sonographie |
| | | | Hörbarer Schall | | |

*Abb. 9.* Übersicht über das elektromagnetische Spektrum

Diese Gleichung beschreibt den einfachen Zusammenhang zwischen der Resonanzfrequenz eines Atomkerns und der angelegten magnetischen Feldstärke und stellt somit die Grundgleichung des NMR-Experiments dar.

Der Verbesserung der Empfindlichkeit durch eine Erhöhung der Magnetfeldstärke sind bei Ganzkörpermeßsystemen Grenzen gesetzt. Die zur Erfüllung der Resonanzbedingung eingestrahlte Radiofrequenz kann im biologischen Material nur begrenzt eindringen, da der Widerstand im Inneren mit steigender Frequenz zunimmt (Haut- oder Skineffekt). Die Eindringtiefe der Radiofrequenz beträgt bei

10 MHz etwa 25 cm und bei 100 MHz 8 cm. Dieser Frequenzbereich stellt die obere Grenze für Ganzkörper- bzw. Kopfuntersuchungen dar.

Abbildung 8 zeigt die Resonanzfrequenzen einiger biologisch wichtiger Atomkerne in einem Magnetfeld von 2,3 Tesla. Die Resonanzfrequenzen der Atomkerne liegen bei Magnetfeldstärke von 0,1 bis 12 Tesla zwischen 1 und 500 MHz. Dieser Bereich mit Wellenlängen von 1 m bis 10 km wird als Radiofrequenzbereich bezeichnet, wobei Abb. 9 die relative Stellung dieser Wellen im elektromagnetischen Gesamtspektrum verdeutlicht. Im Vergleich zu den in der Humanmedizin vielfach eingesetzten Röntgenstrahlen besitzen die in der NMR-Technik verwendeten Radiowellen einen um 11 Zehnerpotenzen geringeren Energieinhalt. Gesundheitliche Risiken aufgrund der eingestrahlten Radiowellen sind daher äußerst unwahrscheinlich.

## 2.2 Die chemische Verschiebung

Die Hochauflösung von NMR-Spektren zeigt, daß z. B. chemisch unterschiedlich gebundene Wasserstoffatome verschiedene Resonanzfrequenzen haben und somit zu mehreren Signalen führen. Dies ist in erster Linie auf die unterschiedlichen Elek-

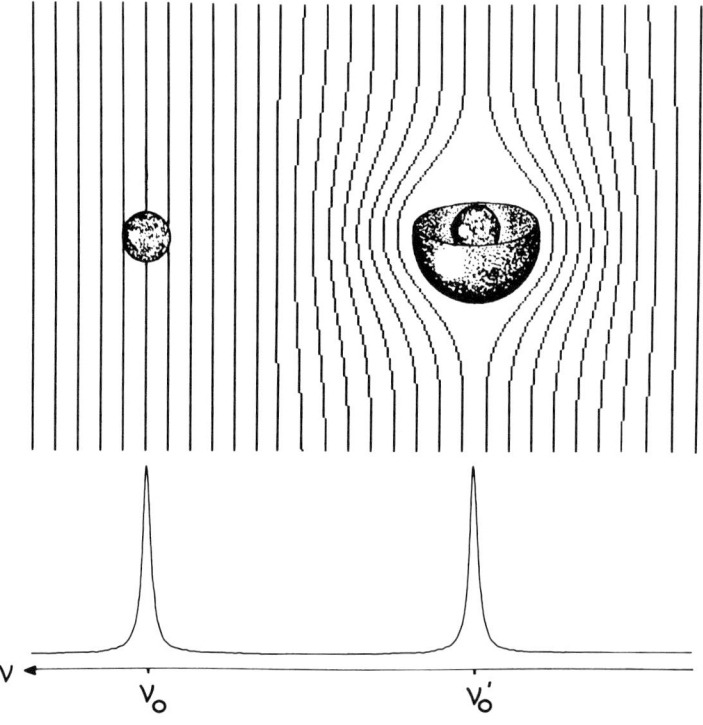

**Abb. 10.** Einfluß der Hüllenelektronen eines NMR-aktiven Atoms auf die Resonanzfrequenz. Die Elektronen in der Hülle schwächen das angelegte Magnetfeld ab. Dadurch verringert sich die Resonanzfrequenz von $v_0$ des freien Atomkerns auf $v_0'$ des Atomkerns mit Elektronenhülle. Da die Elektronendichte in der Hülle von der chemischen Struktur des Moleküls bestimmt wird, ist die Resonanzfrequenz eines Atomkerns ein sehr charakteristischer Strukturparameter

tronendichten in den Atomhüllen der an andere Atome in unterschiedlicher Weise gebundenen Wasserstoffatome zurückzuführen. Abbildung 10 zeigt das fiktive Spektrum eines freien und eines Atomkerns mit gefüllter Elektronenhülle.

Während das angelegte Magnetfeld zum freien Atomkern ungehindert vordringen kann, wird durch eine Elektronenhülle die am Kernort tatsächlich vorliegende Magnetfeldstärke verringert und damit der Atomkern durch seine eigenen Elektronen magnetisch abgeschirmt. Unterschiedliche Magnetfeldstärken am Kernort führen nach der Larmor-Beziehung, Gl.(3), zu entsprechend unterschiedlichen Resonanzfrequenzen. Dies wird als „chemische Verschiebung" bezeichnet. Da nur der *relative* Frequenzunterschied zwischen den NMR-Signalen unterschiedlich gebundener Atome von Bedeutung ist, wird als Maß für die chemische Verschiebung die sogenannte $\delta$-Skala definiert:

$$\frac{v_0 - v_0{}'}{v_0} = \delta \tag{4}$$

Bei einer Meßfrequenz von 100 MHz liegen die aufgrund unterschiedlicher chemischer Bindung bedingten Frequenzverschiebungen der NMR-Signale in der Größenordnung einiger 100 Hz, so daß sich für Wasserstoffkerne gemäß Gl.(4) $\delta$-Werte von einigen $10^{-6}$ ergeben. Aus rein praktischen Erwägungen wird der $\delta$-Wert in ppm (parts per million $= 10^{-6}$) angegeben. Als relative Größe muß ein $\delta$-Wert immer auf ein Standardsignal bezogen werden, dem ein bestimmter Wert (meist Null) definitionsgemäß zugeordnet wird. Welches Signal als Bezugssignal gewählt wird ist dabei prinzipiell gleichgültig. Bei den meisten Atomkernen hat man sich jedoch auf gewisse Standardsignale geeinigt, um eine einfache Vergleichbarkeit der $\delta$-Werte zu erreichen.

Abbildung 11 zeigt als praktisches Beispiel das 60-MHz-$^1$H-NMR-Spektrum von Methanol ($CH_3OH$). Die elektronische Integration liefert den Flächeninhalt der Signale, der zur relativen Konzentration der jeweiligen Wasserstoffatome in der Probe proportional ist. Im vorliegenden Fall erlaubt das gemessene Intensitätsverhältnis von 3:1 eine eindeutige Zuordnung der Signale zu den chemisch unterschiedlich gebundenen Wasserstoffatomen des Methanols. Nach Zugabe einer bekannten Menge einer Vergleichsverbindung kann die NMR-Spektroskopie

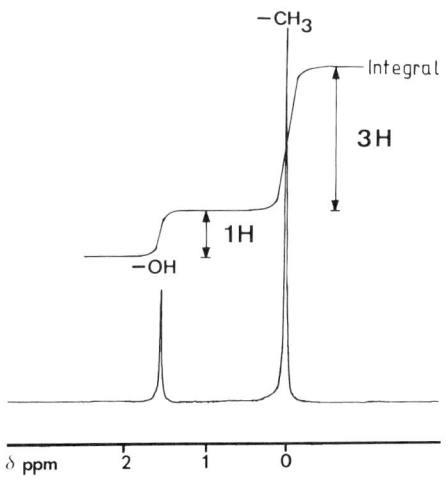

*Abb.11.* $^1$H-NMR-Spektrum von Methanol ($CH_3OH$). Das NMR-Spektrum zeigt 2 getrennte Signale. Die elektronische Integration ergibt ein relatives Intensitätsverhältnis von 3:1 für die unterschiedlich gebundenen Wasserstoffatome. Dies erlaubt die Zuordnung der Signale zur Hydroxyl- bzw. zu den 3 gleichwertigen Wasserstoffatomen der Methylgruppe

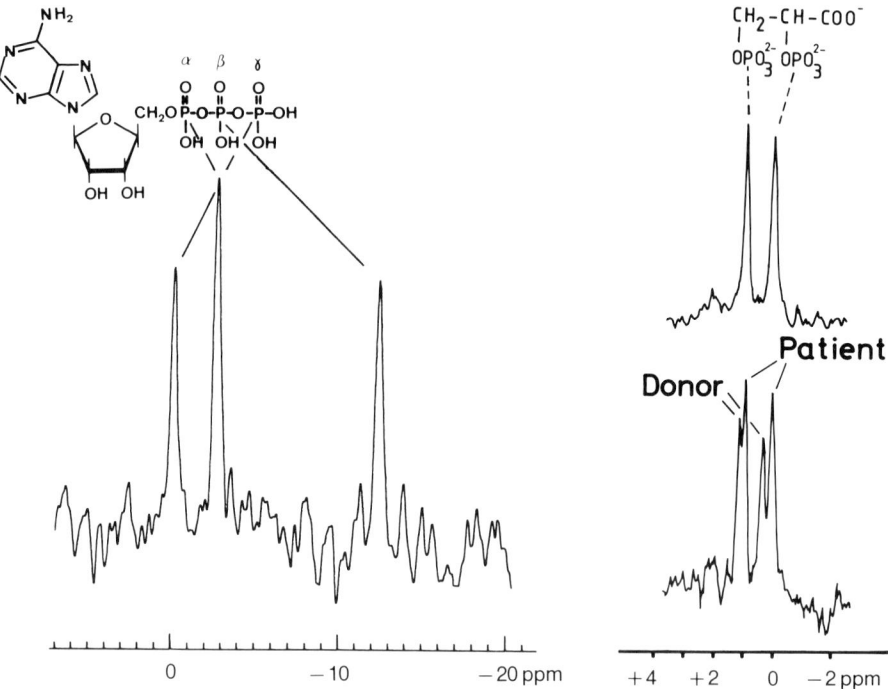

*Abb. 12 (Links).* $^{31}$P-NMR-Spektrum von Adenosintriphosphat (ATP). Das $^{31}$P-NMR-Spektrum einer wäßrigen Lösung von ATP zeigt 3 separate Signale für die chemisch unterschiedlichen Phosphoratome

*Abb. 13 (Rechts).* $^{31}$P-NMR-Spektren von Erythrozyten. Die wäßrige Suspension von Erythrozyten eines Thalassämiepatienten *(oben)* zeigt getrennte Signale für die beiden chemisch unterschiedlichen Phosphoratome des 2,3-Diphosphoglycerats. Nach erfolgter Bluttransfusion sind beide Signale deutlich aufgespalten *(unten)*. Die unterschiedlichen chemischen Verschiebungen der Phosphorsignale der Donor- und Patienten-Erythrozyten beruht auf der unterschiedlichen Bindung des 2,3-Diphosphoglycerats an das normale (Donor) und fetale (Patient) Hämoglobin [Labotka RJ, Honig GR (1980) Am J Hematol 9: 55]

auch die Konzentrationen der unterschiedlich gebundenen Wasserstoffatome in Mischungen quantitativ bestimmen.

Aufgrund des extrem hohen Auflösungsvermögens moderner NMR-Systeme können selbst geringste Strukturunterschiede zwischen verschiedenen Atomkernen nachgewiesen werden. Abbildung 12 verdeutlicht dies am Beispiel des $^{31}$P-NMR-Spektrums einer wäßrigen Lösung von Adenosintriphosphat (ATP). Trotz der geringen chemischen Strukturunterschiede zwischen den 3 Phosphoratomen treten deutlich 3 voneinander getrennte Signale auf.

Die Resonanzfrequenz eines NMR-aktiven Atomkerns wird jedoch nicht nur von der chemischen Struktur des untersuchten Moleküls allein, sondern auch von der Bindung des Moleküls an andere Moleküle bestimmt. Abbildung 13 zeigt das $^{31}$P-NMR-Spektrum einer wäßrigen Suspension von Erythrozyten eines Thalass-

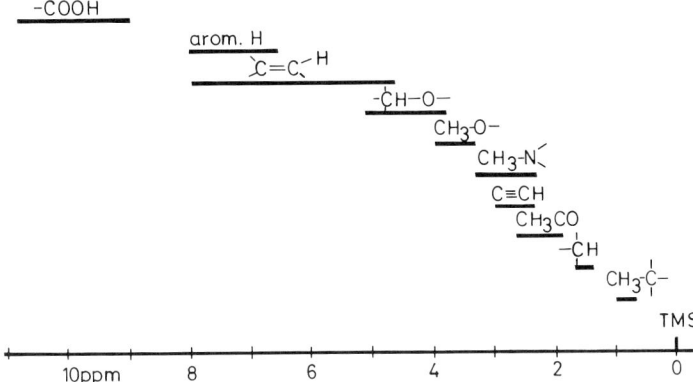

*Abb. 14.* ¹H-chemische Verschiebungen typischer Strukturelemente. Die δ-Skala der chemischen Verschiebung der Wasserstoffatome ( = Protonen) wird üblicherweise auf Tetramethylsilan [Si-(CH₃)₄ = TMS] als willkürlichen Nullpunkt bezogen

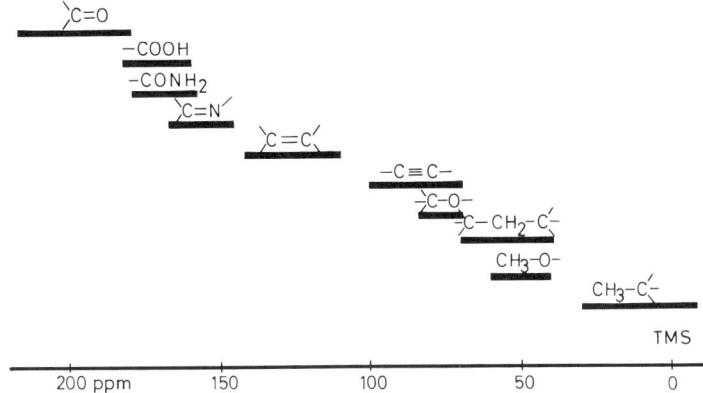

*Abb. 15.* ¹³C-chemische Verschiebungen typischer Strukturelemente. In Anlehnung an die δ-Skala der Wasserstoffkerne wird auch die Lage der ¹³C-NMR-Signale auf Tetramethylsilan (TMS) als Nullpunkt bezogen

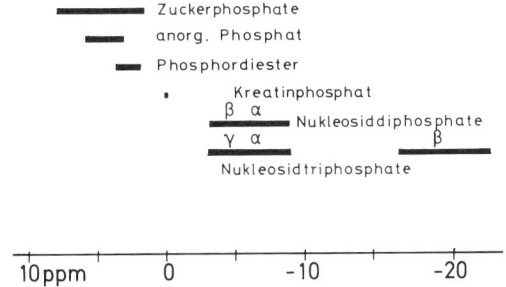

*Abb. 16.* ³¹P-NMR-chemische Verschiebungen einiger biologisch relevanter Strukturelemente. Bei In-vivo-Messungen wird die δ-Skala meist auf das ³¹P-NMR-Signal des Kreatinphosphats als Nullpunkt bezogen

ämiepatienten (Thalassaemia major). Die beiden Signale können den beiden Phosphoratomen in 2- und 3-Stellung des 2,3-Diphosphoglycerats zugeordnet werden. Das Spektrum der Erythrozyten nach partieller Bluttransfusion des Patienten führt zu einer Verdoppelung der NMR-Signale. Diese geringe Änderung der chemischen Verschiebung beider Phosphoratome im Blut des Patienten und des Donors ist auf die unterschiedliche Bindung des 2,3-Diphosphoglycerats an das normale (Donor) und fetale (Patient) Hämoglobin zurückzuführen. Die Integration der Signale erlaubt eine quantitative Bestimmung der Effektivität der erfolgten Transfusion.

In Abb. 14–16 sind die empirisch ermittelten $\delta$-Werte einiger charakteristischer Strukturelemente der biologisch wichtigsten Atomkerne $^1$H, $^{13}$C und $^{31}$P zusammengestellt.

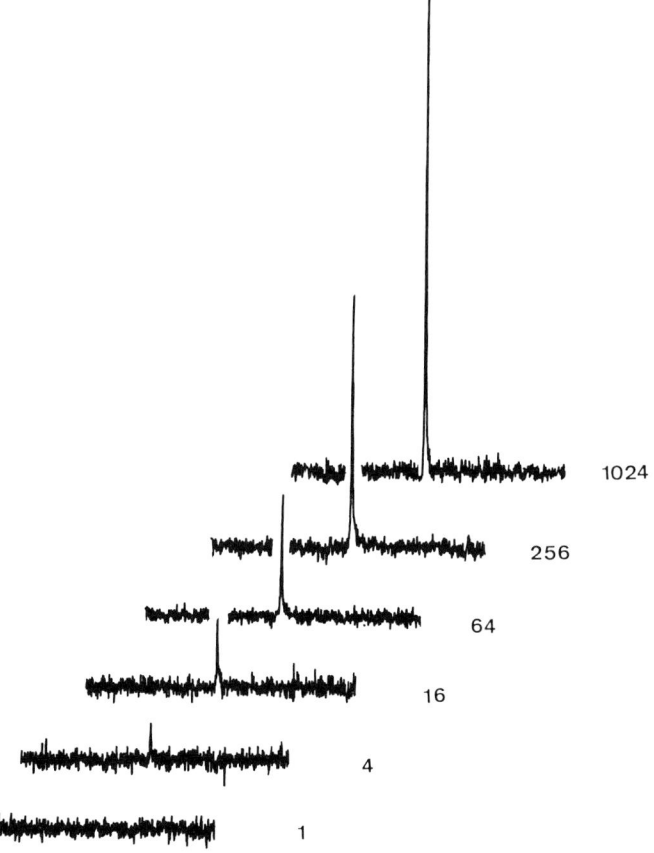

*Abb. 17.* Verbesserung der Spektrenqualität durch Aufsummierung. Durch Aufsummierung mehrerer Einzelspektren in einem angeschlossenen Rechnersystem kann das Signal-Rausch-Verhältnis verbessert werden. Im vorliegenden Fall einer 0,4 millimolaren wäßrigen Lösung von Natriumsuccinat (NaOOCCH$_2$CH$_2$COONa) ist das Signal der Wasserstoffatome nach einem Spektrendurchlauf im Rauschen überhaupt nicht nachweisbar. Durch entsprechend zeitaufwendige Aufsummierung kann die Spektrenqualität stark verbessert werden, wobei zur Verdoppelung des Signal-Rausch-Verhältnisses jeweils die 4fache Anzahl an Einzelexperimenten nötig ist

## 2.3  Linienbreite und Relaxation

Wegen der von Natur aus geringen Empfindlichkeit ist das NMR-Signal von sehr starkem Untergrundrauschen überlagert. Sind dann die Konzentrationen der zu untersuchenden biologisch relevanten Moleküle noch wie üblich sehr klein, so verschwinden die NMR-Signale vollständig im Untergrundrauschen. Glücklicherweise ist es jedoch möglich, durch mehrfaches Wiederholen des Experiments und Aufsummieren der erhaltenen Einzelspektren (bis zu 100 000 und mehr) mit Hilfe eines Rechners die Spektrenqualität stark zu verbessern. Das Intensitätsverhältnis Signal zu Untergrundrauschen (Signal-Rausch-Verhältnis, S/R) nimmt dabei mit der Wurzel der Anzahl der aufsummierten Einzelmessungen zu. Es gilt

$$\left(\frac{S}{R}\right)_n = \sqrt{n}\,\left(\frac{S}{R}\right)_1, \tag{5}$$

wobei $(S/R)_1$ bzw. $(S/R)_n$ das Signal-Rausch-Verhältnis nach einem bzw. n Durchläufen ist.

Somit verdoppelt sich nach 4 Durchläufen die Signalintensität bei konstantem Rauschpegel (Abb. 17).

Dieser einfache Zusammenhang gilt jedoch nicht generell. Bei der wiederholten Messung von NMR-Signalen in *sehr schneller Folge* treten Abweichungen von Gl. (5) auf, und die Gesamtintensität ergibt sich als komplizierte Funktion der Wiederholrate. Zum Verständnis der Grundlage dieses besonders in der NMR-Tomographie wichtigen Zusammenhangs betrachten wir das NMR-Experiment bei mehrfacher Wiederholung etwas genauer (Abb. 18).

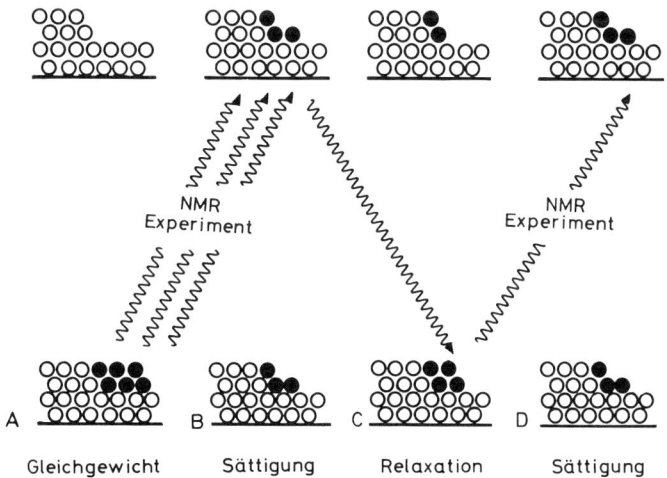

**Abb. 18.** Einfluß der Wiederholrate auf die Signalintensität. Im NMR-Experiment wird nach Einstrahlen der Radiofrequenz eine Gleichbesetzung (Sättigung) beider Energieniveaus erreicht *(B)*. Anschließend wird durch Abgabe der aufgenommenen Energie an die Umgebung in einem Relaxationsprozeß das Gleichgewicht wieder angestrebt. Dies entspricht dem Zurückfallen von Kernmagneten aus dem oberen in das untere Energieniveau *(C)*. Bei einem vor Erreichen des Gleichgewichts *(A)* durchgeführten erneuten NMR-Experiment führt die vorliegende geringere Besetzungszahldifferenz *(C)* zu einer Verringerung der Signalintensität

Die zu untersuchende Probe findet sich im äußeren, angelegten Magnetfeld, und es besteht ein charakteristischer Gleichgewichtszustand zwischen parallel und antiparallel zum äußeren Magnetfeld orientierten Kernmagneten (Abb. 18, A). Wird nun Radiofrequenzenergie der passenden Frequenz eingestrahlt, so werden einige parallel orientierte Kerne durch Energieabsorption (Resonanz) in die antiparallele, energiereichere Orientierung angehoben, bis eine Gleichverteilung erreicht ist (Abb. 18, B). Nach Abschalten der Energieeinstrahlung bleibt die Gleichverteilung der atomaren Magnete nicht für immer bestehen, sondern mit der Zeit wird wieder der normale Gleichgewichtszustand vor der Energieeinstrahlung angestrebt. Hierzu klappen atomare Magnete aus der energiereichen, antiparallelen in die energieärmere, parallele Ausrichtung zurück und geben dabei ihre vorher aufgenommene Energie an die Umgebung (Gitter) ab (Abb. 18, C). Dieser Vorgang wird Relaxation genannt und erfordert eine gewisse Zeit. Wiederholt man daher ein NMR-Experiment nach kurzer Zeit $T_R$ (Repetitionszeit), so hat die Verteilung der atomaren Magnete auf beide Orientierungen noch nicht ihren Gleichgewichtswert erreicht (Abb. 18, D). Der zu diesem Zeitpunkt vorliegende geringere Besetzungszahlunterschied führt dann zwangsläufig bei erneuter Radiofrequenzenergie-Einstrahlung zu einer kleineren Energieaufnahme (Abb. 18, D), was einer reduzierten Signalintensität im resultierenden Spektrum entspricht. Der Relaxationsprozeß erfolgt mit einer charakteristischen Zeitkonstante, der sog. Spin-Gitter-Relaxationszeit $T_1$. Zwischen der Zunahme der Signalintensität und der Wiederholzeit $T_R$ besteht (Abb. 19) ein einfacher exponentieller Zusammenhang:

$$J = J_0 \cdot \left[ 1 - \exp\left( -\frac{T_R}{T_1} \right) \right].$$  (6)

Da ein erstes NMR-Experiment bei $T_R = 0$ zu einer Gleichverteilung der atomaren Magnete in beiden Energieniveaus führt, wäre in einem sofort durchgeführten zweiten NMR-Experiment keine Energieaufnahme möglich. Über den beschriebenen Relaxationsmechanismus (Spin-Gitter-Relaxation) gehen atomare Magnete vom energiereicheren in das energieärmere Energieniveau über, wobei die Differenzenergie auf die Umgebung (Gitter) übertragen wird. Je länger man mit dem erneuten Einstrahlen wartet, d. h. je weiter der Spin-Gitter-Relaxationsprozeß fortschreiten kann, um so größer wird die beobachtete Intensität des zweiten NMR-Signals (Abb. 19).

Wegen der Zunahme der Signalintensität nach der Sättigung bezeichnet man mehrere aufeinanderfolgende Resonanzexperimente auch als Saturation-recovery-Experiment.

Zur Berechnung der Gesamtzunahme des Signal-Rausch-Verhältnisses mit der Anzahl der aufsummierten Einzelexperimente muß Gl. (5) modifiziert werden. Es gilt dann

$$\left( \frac{S}{R} \right)_n = \sqrt{n} \cdot \left( \frac{S}{R} \right)_1 \cdot \left[ 1 - \exp\left( -\frac{T_R}{T_1} \right) \right].$$  (7)

Nur für Wartezeiten $T_R$ zwischen den aufeinander folgenden NMR-Experimenten $> 3 T_1$ geht Gl. (7) in Gl. (5) über.

Wie der $\delta$-Wert der chemischen Verschiebung ist auch die $T_1$-Relaxationszeit eines Atomskerns in einem Molekül eine charakteristische Konstante. Zwei Si-

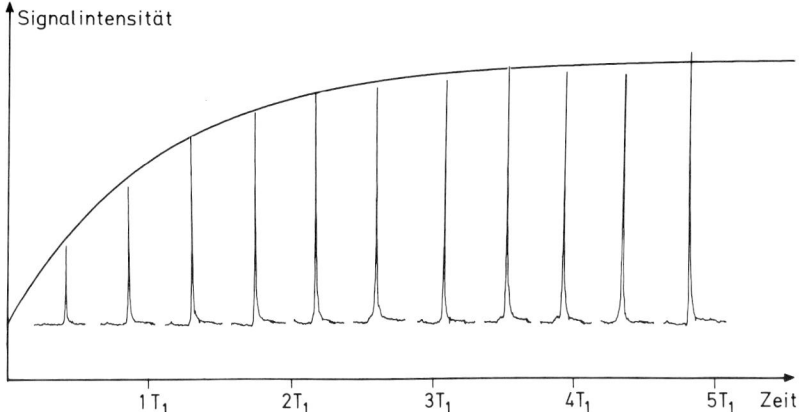

*Abb. 19.* Zeitabhängigkeit der Signalintensität. Nach Durchführung eines NMR-Experiments brauchen die atomaren Magnete einige Zeit, um von der Gleichverteilung auf beide Energieniveaus (Sättigung) wieder zur Ausgangsverteilung zu gelangen. Dieser durch eine charakteristische Zeitkonstante $T_1$ bestimmte Relaxationsprozeß spiegelt sich in der zeitlichen Zunahme der gemessenen Signalintensität eines zweiten NMR-Experiments wieder. Nach einem Zeitintervall von $3 \cdot T_1$ hat das Signal bereits 95% seiner maximalen Intensität erreicht

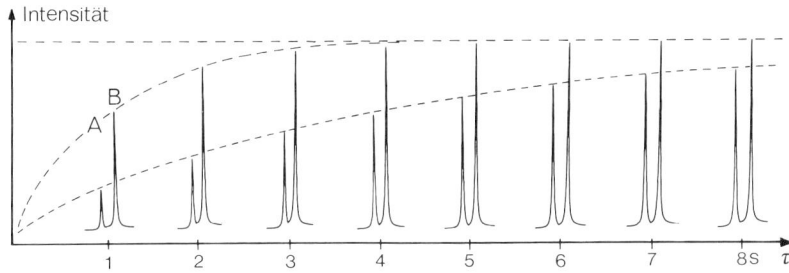

*Abb. 20.* Einfluß der Wiederholrate auf die Signalintensität. Die relative Intensität zweier Signale mit unterschiedlichen Relaxationszeiten [$T_1$ *(A)* = 4 s; $T_1$ *(B)* = 1 s] kann durch die Wahl der Wiederholzeit $T_R$ zwischen 2 aufeinanderfolgenden Messungen beeinflußt werden. Bei langen Wartezeiten ($T_R > 3 T_1$) entspricht das Intensitätsverhältnis den tatsächlichen relativen Konzentrationen an Wasserstoffatomen *A* und *B* während bei kürzeren $T_R$-Zeiten die $T_1$-Werte für die Signalintensität mitbestimmend sind

gnale mit unterschiedlichen $T_1$-Werten zeigen die in Abb. 20 dargestellten Abhängigkeit von der Wiederholzeit $T_R$. Durch Änderung der Wiederholzeit läßt sich das Verhältnis beider Signalintensitäten in gewissen Grenzen variieren, wobei generell Signale mit langen $T_1$-Werten bei kleineren $T_R$-Werten intensitätsmäßig unterdrückt werden.

Der $T_1$-Wert eines Atomkerns in einem Molekül hängt nicht nur von der Struktur des Moleküls selbst, sondern auch von dessen Beweglichkeit relativ zur Umgebung (Gitter) ab. Der $T_1$-Wert erlaubt daher Rückschlüsse auf die Wechselwirkung zwischen dem Molekül und seiner Umgebung. So haben die Wasserstoffkerne des reinen Wassers einen $T_1$-Wert von etwa 3 s, während in verschiedenen Körpergewe-

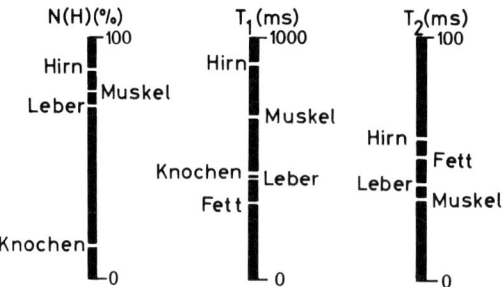

*Abb. 21.* Wassergehalt N (H) Spin-Gitter Relaxationszeit $T_1$ und Spin-Spin-Relaxationszeit $T_2$ verschiedener menschlicher Gewebearten. [Nach Buchmann u. Heinzerling (1983) GIT Lab Med 6: 102]

ben $T_1$-Werte zwischen 0,2 und 0,8 s für das Gewebswasser gemessen werden (Abb. 21).

Obwohl diese Abnahme der Relaxationszeit in den verschiedenen Körpergeweben im Detail nicht vollständig gedeutet werden kann, hängt der $T_1$-Wert offensichtlich von der Art und Stärke der Bindung des Wassers an die Zellproteine ab. Ein Wasserstoffkern eines Wassermoleküls, das an die Oberfläche eines Zellproteins relativ fest gebunden ist, kann seine überschüssige Energie bei der Relaxation viel leichter an die Umgebung abgeben als ein Wasserstoffkern in einem freien Wassermolekül.

Es ist mit Hilfe des NMR-Tomogramms möglich, 2 Gewebearten gleichen Wassergehalts voneinander zu unterscheiden, wenn sie unterschiedliche $T_1$-Werte aufweisen, indem man einen geeigneten zeitlichen Abstand zwischen der Aufnahme der Einzelspektren wählt. Bei $T_R > 3 T_1$ entsprechen die Signalintensitäten dem in beiden Geweben gleichen Wassergehalt. Eine Differenzierung der Gewebe ist nicht möglich. Wählt man jedoch eine kürzere Wiederholzeit, so ergeben sich aufgrund der unterschiedlichen $T_1$-Zeiten auch unterschiedliche Signalintensitäten für das Wasser in den beiden Geweben (Abb. 22).

Neben der Spin-Gitter-Relaxationszeit $T_1$ muß ein weiterer Relaxationsmechanismus, der durch eine zweite, von $T_1$ unabhängige Zeitkonstante $T_2$ charakterisiert wird, zur vollständigen Deutung des NMR-Spektrums herangezogen werden. Der $T_2$- oder Spin-Spin-Relaxationsmechanismus basiert auf der Wechselwirkung zwischen benachbarten Atomkernen. Die magnetische Feldstärke am Kernort wird durch die Nachbarmoleküle verändert. Während alle freien Wassermoleküle durch die schnellen Bewegungen ihrer Nachbarn einer konstanten Feldstärke ausgesetzt sind, mittelt sich bei an Oberflächen gebundenen Wassermolekülen infolge der raumfesten Anordnung der Nachbarn der Einfluß nicht heraus. Dadurch kann das NMR-Signal des gleichen Atoms in 2 chemisch völlig identischen Molekülen – je nach Größe der lokalen Magnetfeldstärkeänderungen – bei geringfügig verschiedenen Resonanzfrequenzen erscheinen. Über alle Moleküle einer Probe gemittelt führt dies zu einer Linienverbreiterung. Es gilt

$$b = \frac{1}{\pi \, T_2}, \tag{8}$$

wobei b die Halbwertsbreite, d. h. die Linienbreite in halber Signalhöhe ist.

Für Flüssigkeiten und Lösungen gilt $T_1 \approx T_2$, während bei an Oberflächen absorbierten oder an Zellproteinen gebundenen Molekülen die $T_2$-Werte stark abnehmen

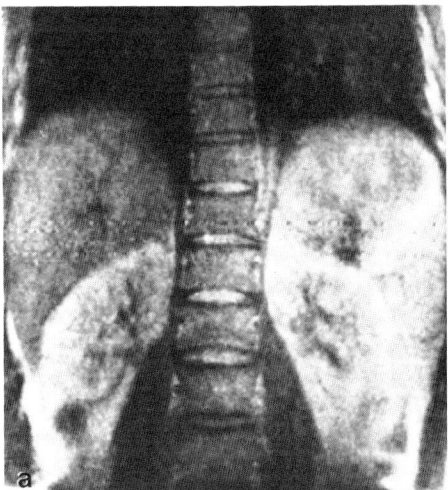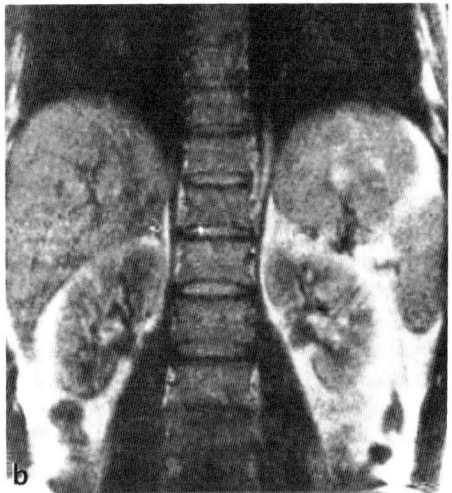

*Abb. 22 a, b.* Koronare NMR-Tomogramme des Retroperitoneums. Der Einfluß der Wiederholzeit spiegelt sich in den im Bild beobachtbaren Kontrasten wider. Durch entsprechende Wahl der Aufnahmeparameter lassen sich Gewebe mit gleichem Wassergehalt durch die unterschiedlichen Relaxationszeiten $T_1$ differenziert abbilden. *a* Die Wartezeit zwischen 2 aufeinanderfolgenden Messungen $T_R$ betrug 1600 ms bei einer totalen Meßzeit von 13 min. Durch die lange Wartezeit entspricht die Bildhelligkeit im wesentlichen dem Wassergehalt. *b* Die Wartezeit betrug nur 402 ms, wodurch die totale Meßzeit auf 7 min verkürzt ist. Das NMR-Tomogramm wird unter diesen Bedingungen sowohl durch den Wassergehalt als auch durch die $T_1$-Relaxationszeit bestimmt und erlaubt insgesamt eine bessere Gewebedifferenzierung. Beide Nieren, das perirenale Fett, der M. psoas, die Zwerchfellschenkel, Leber und Milz sowie die basalen Lungenabschnitte werden gut dargestellt

*Abb. 23.* Signalbreite und Relaxationszeit $T_2$. Die Spin-Spin-Relaxationszeit $T_2$ ist ein indirektes Maß für die Beweglichkeit des Atomkerns. Festkörper zeigen eine kurze Relaxationszeit, die einer großen Linienbreite entspricht

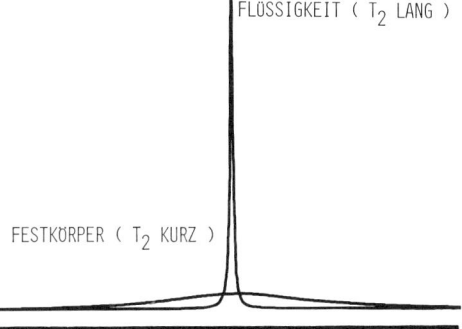

(Abb. 23). In Feststoffen sind die $T_2$-Werte so kurz, daß die entsprechenden NMR-Signale wegen der sehr großen Linienbreite in vielen Fällen von der Grundlinie nicht mehr unterschieden werden können. NMR-Signale von Feststoffen (z. B. Knochengewebe) oder großen Molekülen, wie Enzymen, Proteinen, Membranen bzw. in Membrane eingebauten Molekülen, können daher mit den in dieser Übersicht behandelten NMR-Techniken *nicht* beobachtet werden. *NMR-Spektren von biologischen Objekten zeigen ausschließlich Signale von leicht beweglichen, kleinen Molekülen (Gewebswasser, ATP u. a.).*

*Tabelle 2.* Relaxationszeiten $T_1$ (in Sekunden) des Gewebswassers in verschiedenen normalen und tumorösen Geweben des Menschen

| Gewebe | Normal | Tumorös |
|---|---|---|
| Haut | 0,62 | 1,05 |
| Skelettmuskeln | 1,02 | 1,41 |
| Milz | 0,70 | 1,13 |
| Lunge | 0,79 | 1,11 |
| Knochengewebe | 0,55 | 1,03 |
| Speiseröhre | 0,80 | 1,10 |
| Magen | 0,76 | 1,23 |
| Darm | 0,64 | 1,22 |
| Leber | 0,57 | 0,83 |

Von besonderer Bedeutung für die medizinische Anwendung der NMR-Technik sind die Änderungen der Relaxationszeiten des Gewebes bei pathologischen Veränderungen (Tabelle 2).

Diese Änderung der Relaxationszeiten ist eine der Grundlagen zur Gewebedifferenzierung bei der bildgebenden NMR-Tomographie.

## 2.4 Messung des NMR-Signals

Im Gegensatz zur Röntgenaufnahme und anderen spektroskopischen Methoden kann ein NMR-Signal nicht direkt erhalten werden, indem die Schwächung der eingestrahlten Energie einfach gemessen wird, da die Energieabsorption viel zu gering ist. Man muß vielmehr einen indirekten Weg beschreiten.

Über eine Spule wird für sehr kurze Zeit (typische Werte: einige $\mu s = 10^{-6} s$) Radiofrequenzenergie in die zu untersuchende Probe eingestrahlt. Diese Form der Energieeinstrahlung wird als *Puls* bezeichnet. Die Energieverteilung des Anregungspulses ist so beschaffen, daß gleichzeitig alle Atomkerne in der zu untersuchenden Probe in Resonanz gebracht werden (Abb. 24).

Unter geeignet gewählten Bedingungen sind am Ende des Pulses alle Energieniveaus gleich besetzt und haben damit die maximal mögliche Energie aufgenommen (Sättigung). Anschließend, d.h. nach Abschalten der eingestrahlten Energie, streben die atomaren Magnete wieder ihren Gleichgewichtszustand vor dem Experiment an, wobei Kerne aus dem oberen in das untere Energieniveau herabfallen und dabei ihre überschüssige Energie an die Umgebung abgeben (s. Abb. 18). Dieser Vorgang kann in einer Empfangsspule messend verfolgt werden. Somit wird in modernen NMR-Spektrometern nicht die Energieaufnahme *während* des Resonanzvorgangs, sondern die *anschließende* Abgabe der absorbierten Energie als NMR-Signal gemessen. Da das Einstrahlen (Senden) und Messen (Empfangen) der Radiofrequenzstrahlung zu verschiedenen Zeitpunkten erfolgt, können beide Vorgänge mit *einer* kombinierten Sende-Empfangs-Spule nacheinander ausgeführt werden.

Das in der Spule empfangene Signal hat die Form einer abfallenden Exponentialfunktion

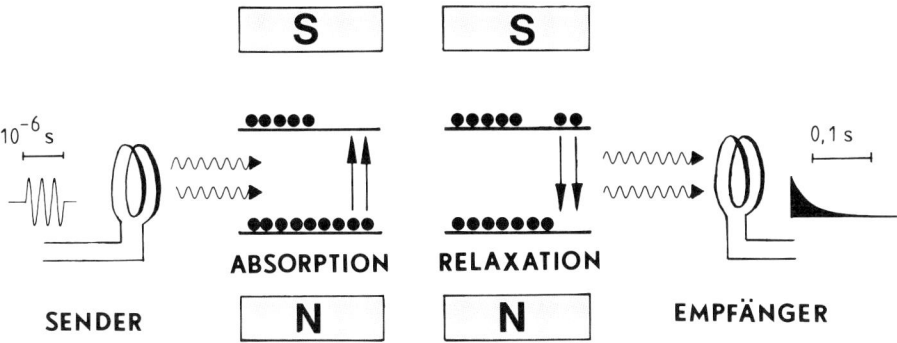

*Abb. 24.* NMR-Pulsexperiment. Durch einen kurzen Radiofrequenzpuls wird die Gleichbesetzung beider Energieniveaus erreicht. Anschließend wird durch Herabfallen von Atomkernen aus dem oberen in das untere Niveau wieder der ursprüngliche Gleichgewichtszustand angestrebt, wobei die dabei abgegebene Radiofrequenzenergie als Abklingkurve registriert werden kann

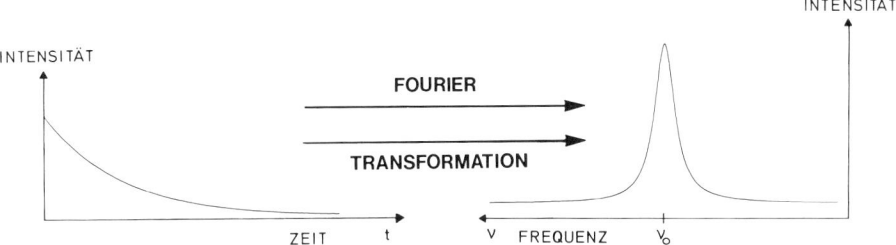

*Abb. 25.* Fourier-Transformation. Das mathematische Verfahren der Umrechnung einer Funktion der Zeit in eine Funktion der Frequenz wird nach ihrem Entdecker als Fourier-Transformation bezeichnet. Das Abklingen der Energieabgabe kann im einfachsten Fall durch eine einfache exponentielle Kurve beschrieben werden, die durch eine Fourier-Transformation in ein normales NMR-Signal umgerechnet werden kann

$$J = J_0 \exp\left(-\frac{t}{T_2}\right), \tag{9}$$

wobei $T_2$ die in 2.3 eingeführte Spin-Spin-Relaxationszeit ist.

Sind in der zu untersuchenden Probe mehrere resonanzfähige Kerne vorhanden, so kann die tatsächlich gemessene Abklingkurve nicht durch eine einfache Exponentialform wie in Gl. (9) beschrieben werden, sondern sie stellt die Summe vieler verschiedener Abklingkurven dar, die besonders im Falle unterschiedlicher Resonanzfrequenzen nicht mehr direkt analysierbar ist. Um von der Abklingkurve, die der Änderung der Signalintensität als Funktion der Zeit entspricht, zum konventionellen NMR-Spektrum, d. h. der Signalintensität als Funktion der Frequenz, zu gelangen, bedient man sich eines mathematischen Rechenverfahrens, das von J. B. J. Fourier Anfang des 19. Jahrhunderts entwickelt wurde und deshalb als Fourier-Transformation bezeichnet wird (Abb. 25 und 26).

Da wegen der geringen Konzentrationen in biologischen Proben viele Durchläufe aufsummiert werden müssen, um ein ausreichendes Signal-Rausch-Verhältnis zu erhalten, erfolgt zunächst eine Aufsummierung der einzelnen Abklingkurven,

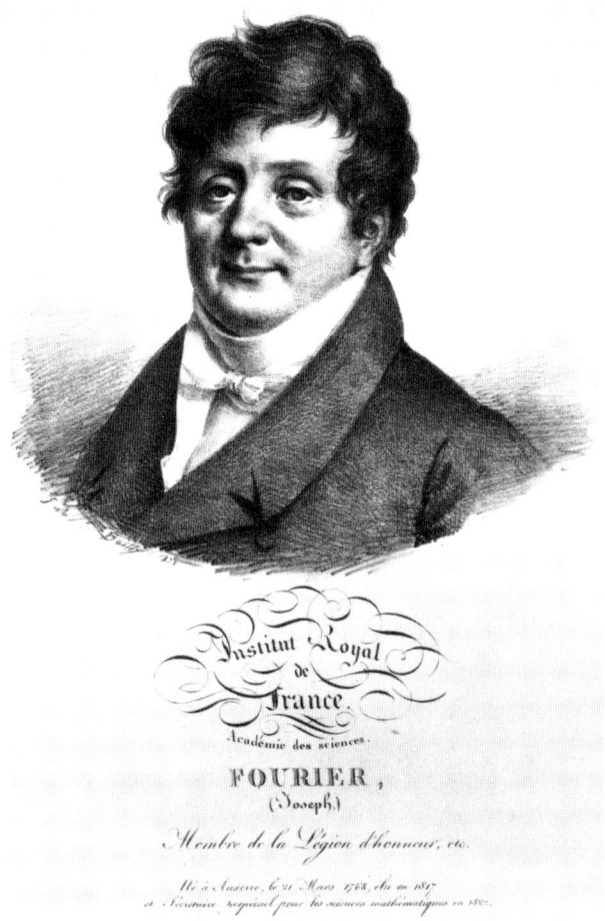

*Abb. 26.* Jean Baptiste Joseph Fourier war ein Mann mit vielen Talenten. Geboren 1768 in Auxerre als Sohn eines Schneiders war er zunächst Lehrer in seiner Heimatstadt. Während der französischen Revolution war er engagierter Lokalpolitiker, sein Einsatz für die Terroropfer dieser Zeit führte zu seiner Verhaftung und er wurde trotz eines Gnadengesuchs an Robespierre zum Tode verurteilt. Einen Tag vor seiner Hinrichtung am 28. Juli 1794 wurde Robespierre gestürzt und Fourier begnadigt. Er begleitete Napoleon auf dessen Ägyptenfeldzug und wurde wahrscheinlich Gouverneur von Unterägypten. Nach seiner Rückkehr wurde er von Napoleon, der seine diplomatischen und organisatorischen Fähigkeiten erkannte, zum Präfekten des Departement Isère (Hauptstadt Grenoble) ernannt. Im Rahmen dieser Tätigkeit erwarb er sich große Verdienste, wobei die Trockenlegung großer Landgebiete um Bourgoin zu erwähnen ist. Nach Napoleons Verbannung verdiente der in Ungnade gefallene Fourier seinen Lebensunterhalt als Direktor des Büros für Statistik. Zunächst wurde seine Aufnahme in die Académie des Sciences von Ludwig XVIII aus politischen Gründen abgelehnt, jedoch konnten nach Fürsprache vieler Wissenschaftler diese Widerstände überwunden werden, und Fourier wurde 1817 Mitglied und 1823 Sekretär der Académie des Sciences und 1827 Mitglied der Académie Française. Er starb 1830 in Paris. Das nach ihm benannte mathematische Verfahren entwickelte Fourier bei der theoretischen Analyse der Wärmeleitfähigkeit. Erste Ideen entstanden bereits in Ägypten und wurden in Grenoble zu Ende geführt. Die endgültigen Ergebnisse publizierte Fourier 1822 in seinem berühmten Buch *Theorie Analytique de la Chaleur.* (Biographische Daten nach D. Shaw, Bildquelle: Österreichische Nationalbibliothek Wien)

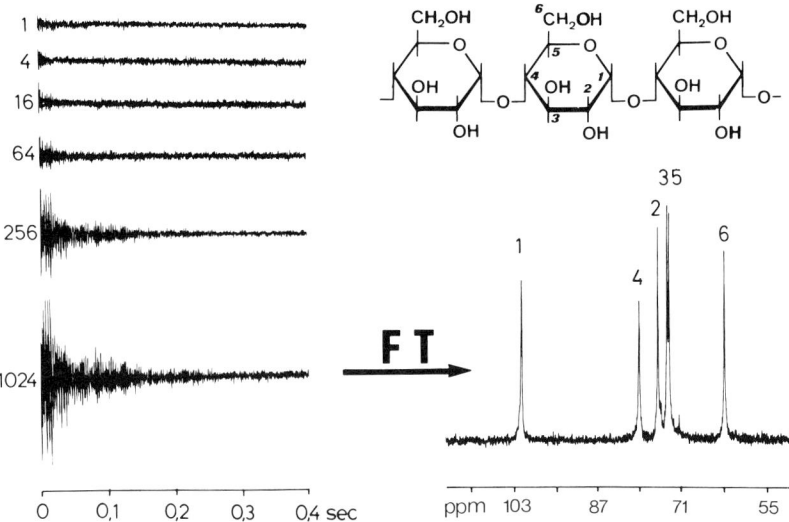

*Abb. 27.* Aufsummieren von NMR-Spektren. Der Zeitaufwand für eine Fourier-Transformation liegt bei heute in NMR-Meßsystemen integrierten Kleinrechnern in der Größenordnung von einigen Sekunden und ist somit meist größer als die eigentliche Messung der Abklingkurve. Daher erfolgt zunächst durch Aufsummieren der Abklingkurven eine Verbesserung des Signal-Rausch-Verhältnisses, und erst am Ende der Aufsummierung wird eine einzige Fourier-Transformation durchgeführt. Im vorliegenden Fall wurde das $^{13}$C-NMR-Spektrum einer wäßrigen Lösung von Amylose untersucht. Amylose besteht wie Glykogen aus einer polymeren Kette von Glukosemolekülen, so daß jedes Kohlenstoffatom des Glukoseeinzelbausteins zu einem Signal im NMR-Spektrum führt

und erst nach Abschluß der eigentlichen Messung wird eine einzige Fourier-Transformation der Summenabklingkurve durchgeführt (Abb. 27).

## 2.5 Aufbau eines Ganzkörper-NMR-Meßsystems

Obwohl die umfassende Darstellung der vielfältigen physikalischen und technologischen Probleme eines Ganzkörper-NMR-Systems nicht Gegenstand dieser Einführung sein kann, soll im folgenden zumindest ein kurzer Überblick über den prinzipiellen Aufbau und die Funktion der einzelnen Komponenten eines kompletten NMR-Meßsystems gegeben werden.

Zentraler Bestandteil jedes NMR-Meßsystems ist der *Magnet*, der für Ganzkörperuntersuchungen 2 Hauptbedingungen erfüllen muß: Einmal muß die Magnetfeldhomogenität, d. h. die Abweichung von der Sollfeldstärke, über den gesamten Meßbereich besser als $1:10^{-5}$ sein, und zum anderen muß für die Ganzkörperuntersuchung eines Menschen der lichte Durchmesser mindestens 50 cm betragen. Magnete dieser Güte können heute auf 2 unterschiedlichen technologischen Wegen realisiert werden. Die stromdurchflossene Spule, die in beiden Fällen das Magnetfeld erzeugt, kann Bestandteil eines herkömmlichen Elektromagneten oder eines sog. supraleitenden Magnetsystems sein.

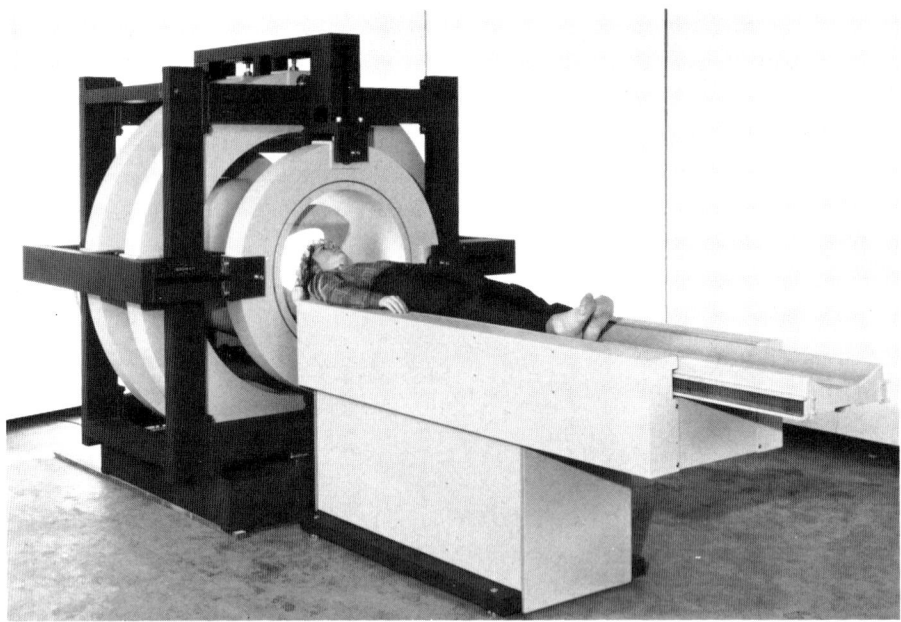

*Abb. 28.* Zur Erzeugung eines möglichst homogenen Magnetfelds werden 2 verschieden große Spulenpaare verwendet. Der lichte Durchmesser der kleinen Spule beträgt etwa 60 cm. (Photo: Bruker, Karlsruhe)

Beim Elektromagneten hat sich die Anordnung von 4 verschieden großen Spulen zum Erreichen der hohen Magnetfeldhomogenität am besten bewährt (Abb. 28).

Zur Erzeugung einer benötigten Feldstärke von 0,2 Tesla muß durch die Kupferwindungen der Spulen eine Stromstärke von 300 A (bei etwa 200 V) fließen. Mit diesem hohen Energieverbrauch sind v. a. 2 gerätetechnische Probleme verbunden: Einmal müssen Leistungen dieser Größenordnung (um 60 kW) in einem separaten Versorgungsgerät erzeugt werden, zum anderen müssen die im Magneten entstehenden hohen Wärmemengen mit einem sehr leistungsstarken Kühlkreislauf abgeleitet werden, um ein Aufheizen des Magneten zu verhindern.

Eine Steigerung der Feldstärke über 0,25 Tesla ist mit herkömmlichen Elektromagneten wegen der enormen aufzubringenden Leistungen nicht möglich, so daß höhere Feldstärken nur mit supraleitenden Magnetsystemen erzeugt werden können. Ein supraleitender Magnet entspricht in seiner Bauweise im wesentlichen dem üblichen Elektromagneten, wobei im Unterschied dazu das Spulenmaterial aus einer speziellen Niob-Titan-Legierung besteht. Beim Abkühlen auf die Temperatur des flüssigen Heliums (Siedepunkt: − 269 °C oder 4 K) wird diese Legierung supraleitend, d. h. der elektrische Widerstand ist gleich Null. Ein beim Aufladen einmal erzeugter Strom fließt daher ohne weitere Energiezufuhr für immer durch die supraleitende Spule des Magneten, so daß Energie zum Erzeugen des Magnetfeldes nicht ständig, sondern nur einmal aufgebracht werden muß (Abb. 29).

Da die Metallegierung oberhalb von 10 K (− 263 °C) ihre supraleitende Eigenschaft schlagartig verliert, muß die stromdurchflossene Spule ständig in flüssiges

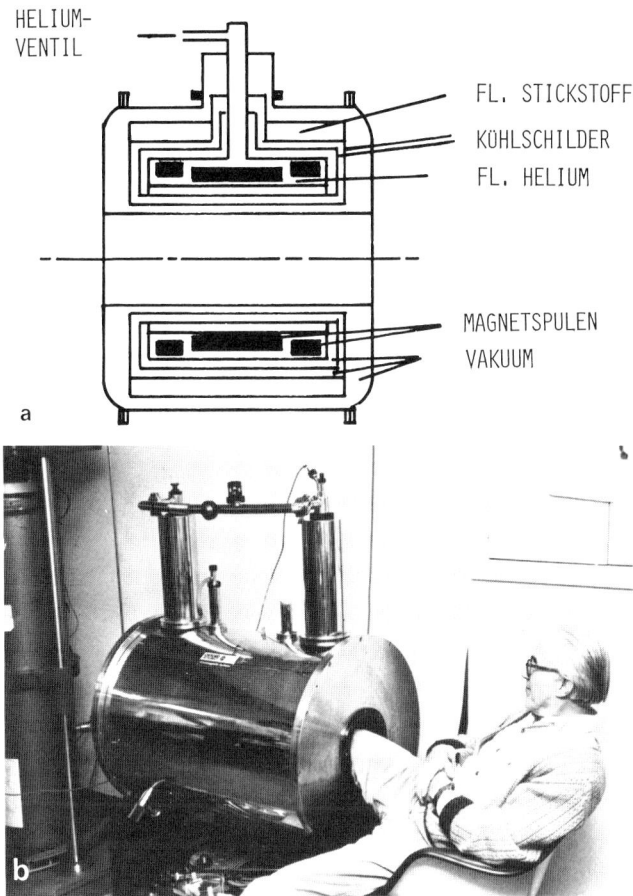

HELIUM-
VENTIL

FL. STICKSTOFF

KÜHLSCHILDER

FL. HELIUM

MAGNETSPULEN

VAKUUM

a

b

*Abb. 29a, b.* Aufbau eines supraleitenden Magneten (1,89 Tesla). *a* Das Schnittbild durch einen supraleitenden Magneten mit horizontaler Achse zeigt den schalenförmigen Aufbau. Zur Reduzierung der Heliumabdampfrate wird das flüssige Helium im Inneren über mehrere evakuierte Isolierschichten und helium- bzw. stickstoffgekühlte Kühlschilde abgeschirmt. *b* Das Photo zeigt Prof. B. Chance (Philadelphia) bei der Untersuchung seines Unterschenkels in einem supraleitenden Magneten mit einer lichten Weite von 20 cm, der sich zur NMR-spektroskopischen Untersuchung von Labortieren und der menschlichen Extremitäten eignet. (Nach Unterlagen der Fa. Oxford Research Systems)

Helium getaucht sein. Zwischen dem Inneren eines supraleitenden Magneten und der Außenwelt besteht eine Temperaturdifferenz von etwa 300 Grad. Daher würde ohne weitere Vorsichtmaßnahmen das flüssige Helium sehr schnell verdampfen. Zur Reduzierung des Verbrauchs von flüssigem Helium werden neben mehreren evakuierten Isolierschichten (Prinzip der Thermoskanne) auch der billigere flüssige Stickstoff (Siedepunkt: $-196\,°C = 77$ K) verwendet.

Beide Magnetkonstruktionen haben Vor- und Nachteile, wobei eine endgültige Entscheidung für eine der beiden technologischen Lösungen momentan noch nicht getroffen werden kann. Bei supraleitenden Magneten sind, neben den gegenüber

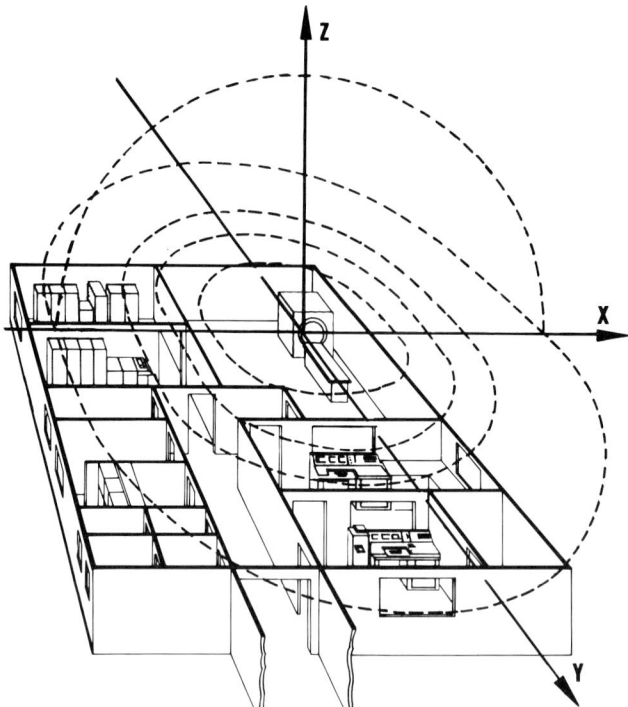

*Abb. 30.* Magnetfeld eines Ganzkörpermagnetsystems. Das Magnetfeld beeinflußt die Umgebung in allen 3 Raumrichtungen. Die Magnetfeldstärke in 7 m Abstand beträgt immerhin noch ca. 1% des Werts im Zentrum des Magneten. Bei Anforderungen an die Magnetfeldhomogenität $> 10^{-5}$ müssen Wechselwirkungen mit bewegten Eisenmassen innerhalb einer Sicherheitszone unbedingt verhindert werden. Dieser Bereich erstreckt sich auch auf die ober- und unterhalb gelegenen Stockwerke. (Nach Unterlagen der Fa. Siemens, Erlangen)

herkömmlichen Elektromagneten erheblich höheren Herstellungskosten, auch die Kosten für die ständige Versorgung mit den flüssigen Gasen Helium und Stickstoff zu berücksichtigen. Dem geringeren Anschaffungspreis des Elektromagneten stehen erhebliche Strom- und Wasserkosten gegenüber. Welche der beiden Varianten sich in Zukunft durchsetzen wird, hängt ganz wesentlich von der Entwicklung dieser Kostenfaktoren ab.

Unter ungünstigen Umständen muß bei beiden Magnetsystemen mit einem schlagartigen Zusammenbruch des Magnetfeldes gerechnet werden. Dies kann bei Elektromagneten ein Kurzschluß oder Kabelbruch sein, während beim supraleitenden Magneten ein plötzlicher Übergang in den normalleitenden Zustand durch Temperaturerhöhung eintreten kann. In diesen Fällen würde die Magnetfeldstärke innerhalb von einigen Mikrosekunden auf Null zurückgehen, wobei im Körper eines gerade im Magnetfeld befindlichen Patienten hohe Spannungen und Ströme erzeugt werden, die zu ernsthaften Verletzungen führen können. Um dies zu verhindern, werden in den kommerziell erhältlichen Magnetsystemen mehrere Sicherungsschaltungen eingebaut, die die Geschwindigkeit des Magnetfeldzusammenbruchs auf einen ungefährlichen Wert erniedrigen. Als Sicherungsschaltungen

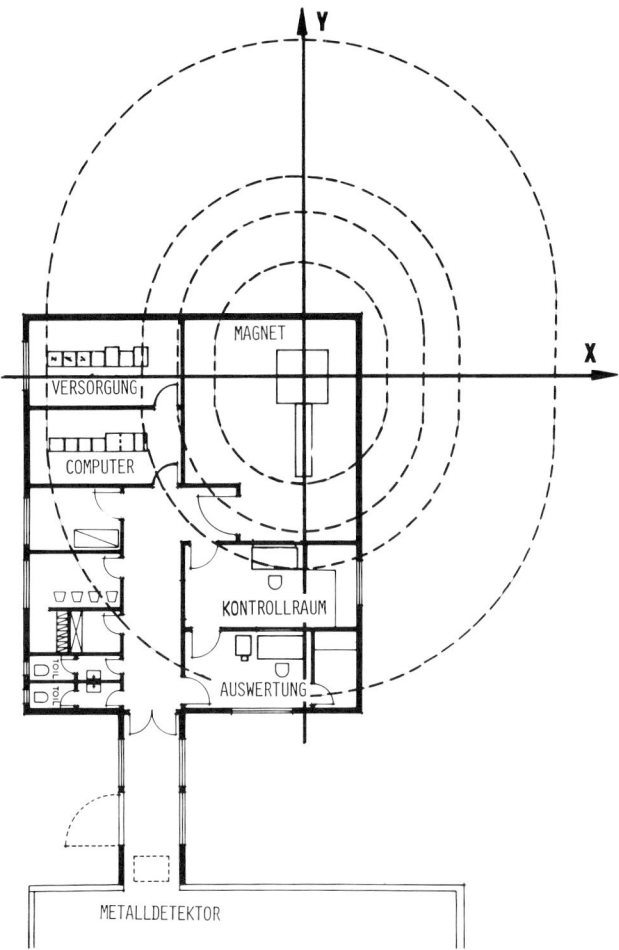

*Abb. 31.* Typische Anordnung eines NMR-Meßsystems. Die Installierung eines typischen NMR-Ganzkörpersystems erfordert einen erheblichen Raumbedarf. Die von Magnetfeldern in ihrer Funktion beeinträchtigten Bausteine wie der Rechner und alle magnetischen Datenträger müssen in einem Sicherheitsabstand vom Zentralmagneten angeordnet werden. Bei supraleitenden Magnetsystemen ist für die Ableitung des gasförmigen Heliums zu sorgen. (Nach Unterlagen der Fa. Siemens, Erlangen)

werden Schutzspulen verwendet, in denen beim Absinken der Feldstärke ein magnetisches Gegenfeld induziert wird. Weiterhin kann durch den Einbau von großen Kondensatoren und/oder parallel geschalteten Dioden die zeitliche Abnahme der Magnetfeldstärke verlangsamt werden.

Bei supraleitenden Magnetsystemen muß bei einem Magnetfeldzusammenbruch ferner mit dem Verdampfen des flüssigen Heliums binnen weniger Minuten gerechnet werden, wobei bis zu 100 m³ gasförmiges Helium freigesetzt werden und dadurch der Sauerstoffgehalt der Atemluft stark erniedrigt wird. Gasförmiges Helium ist zwar nicht toxisch und unbrennbar, jedoch sollte unter diesen Umständen der Meßraum geräumt und erst nach ausreichender Belüftung wieder betreten werden.

Das Magnetfeld des Ganzkörpermagneten beschränkt sich nicht nur auf den eigentlichen Meßbereich im Inneren, sondern die Feldstärke nimmt nach außen mit zunehmender Entfernung nur allmählich ab (Abb. 30 und 31).

Andererseits beeinflussen magnetische Werkstoffe in der Umgebung die für die Messung entscheidende Homogenität des Magnetfeldes im Inneren des Magneten. Daher müssen an die Umgebung des Aufstellungsorts besondere Anforderungen gestellt werden, die die Wechselwirkungen zwischen Magnetfeld und seiner Umgebung berücksichtigen. Die folgenden Angaben gehen von einer Magnetfeldstärke von 0,5 Tesla im Zentrum des Magneten aus:

1. Bewegliche eisenhaltige Objekte wie Gasflaschen, Leitern, Patiententragen, Rollstühle etc. dürfen nicht im Umkreis von 5 m vorhanden sein, wobei sich dieser Mindestabstand auf alle Raumrichtungen, also auch nach oben und unten (andere Stockwerke!) erstreckt.
2. Größere bewegliche Objekte wie fahrende Autos, Fahrstühle etc. sollen einen Mindestabstand von 15 m haben.
3. Mindestabstand von Eisen- und Straßenbahnen: 30 m.
4. Empfindliche Elektronenstrahlmeßgeräte, Photomultiplier, Szintillationszähler, Oszilloskope, Monitore etc. können bis zum Abstand von 4 m nicht einwandfrei benutzt werden. Lichtdimmer können nicht eingesetzt werden.
5. Wegen möglicher Schäden sollen sich Träger von Herzschrittmachern dem Magneten nicht auf weniger als 7 m nähern.
6. Der Abstand von magnetischen Datenträgern (Plattenspeicher, Disketten, Magnetbänder) muß mindestens 5 m betragen.
7. Das Magnetfeld kann mechanische Uhren, Taschenrechner und bestimmte Kreditkarten[3] unbrauchbar machen.
8. Die Umgebung des Magneten sollte so wenig wie möglich größere statische Eisenobjekte enthalten. Die Wirkung der in vielen Wand- und Deckenkonstruktionen enthaltenen Eisenträger kann mit Hilfe eingebauter Korrekturspulen („shim-coils") beim Aufstellen des Magneten vor Ort weitgehend kompensiert werden.
9. Wenn aus baulichen Gründen die räumliche Bedingungen nicht realisiert werden können, ist eine magnetische Abschirmung des Gesamtmeßsystems durch Schutzschilder aus mehreren Lagen Weicheisen in begrenztem Umfang möglich (Abb. 32).

Eine weitere Schwierigkeit bei der Installation eines Meßsystems bereitet die Abschirmung gegenüber Radiofrequenzstörungen aus der Umgebung, da dem intensitätsschwachen NMR-Signal keine weiteren Störsignale überlagert sein dürfen. Die Abschirmung kann einmal durch die vollständige Auskleidung des Meßraums (einschließlich Decke und Fußboden) mit Kupferblech oder durch einen geschlossenen Abschirmungskäfig aus radiofrequenzdämpfendem Material (Metallgitter) erreicht werden.

---

3 Die auf Kreditkarten magnetisch abgespeicherten Daten werden in einem Magnetfeld sofort gelöscht. Dies führt zum völligen Verlust der Kreditwürdigkeit

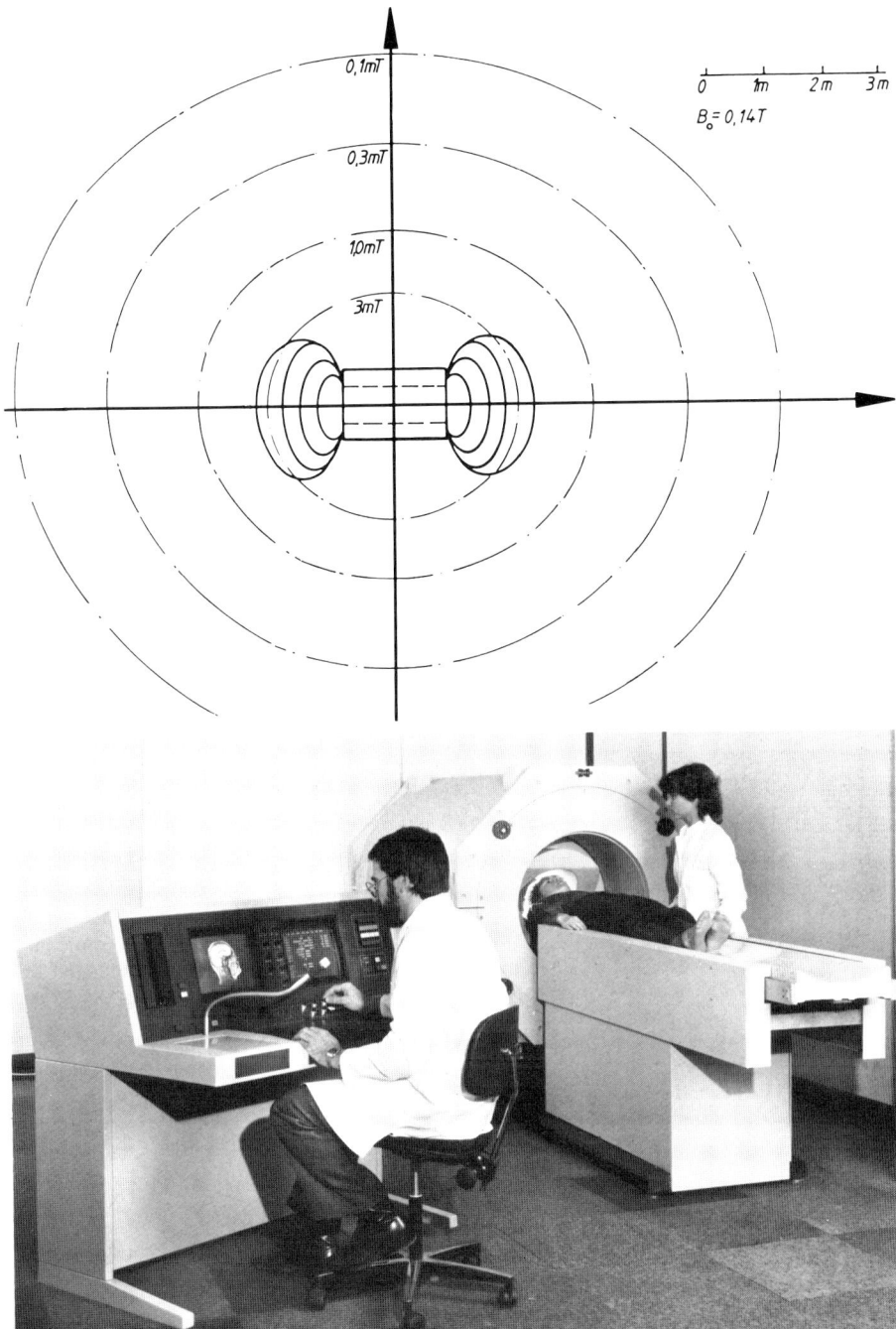

*Abb. 32.* Ganzkörpermagnetsystem mit abgeschirmten Magneten. Durch eine spezielle Magnet-konstruktion kann das Streufeld drastisch reduziert werden, indem die magnetischen Feldlinien in einer Eisenumhüllung zurückgeführt werden. Dadurch gelingt senkrecht zur Hauptachse eine voll-ständige Abschirmung. (Photo: Bruker, Karlsruhe)

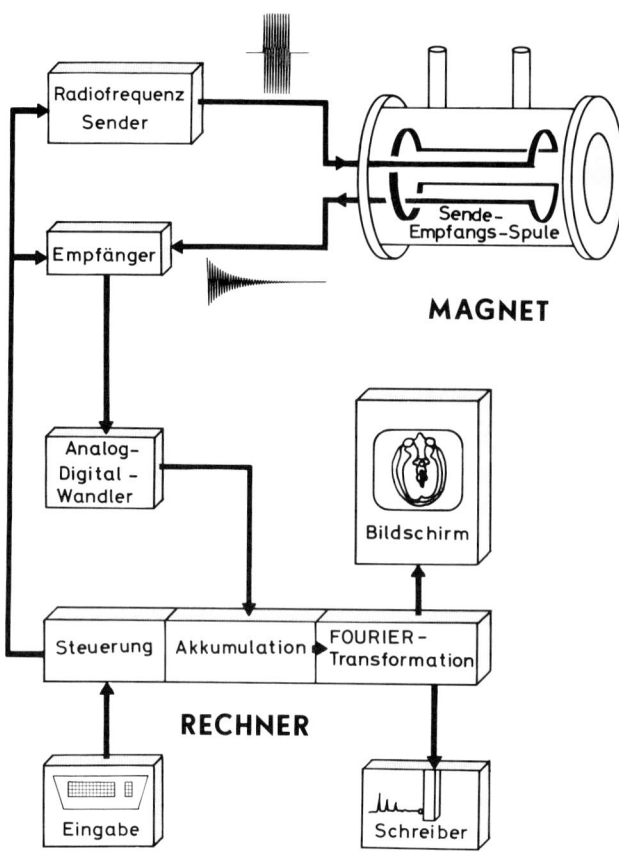

*Abb. 33.* Schematischer Aufbau eines NMR-Meßsystems. Die vom Sender in Form eines Pulses in die zu untersuchende Probe eingestrahlte Radiofrequenzenergie führt zu Übergängen vom energie-ärmeren in das energiereichere Niveau. Die anschließend erfolgende Abgabe der aufgenommenen Energie kann vom Empfänger mit Hilfe der gleichen Spule gemessen werden. Nach Umwandlung der Abklingkurve in eine rechnergerechte, digitale Form (Analog-Digital-Wandler) werden die Ein-zelmessungen aufsummiert und anschließend mit Hilfe der Fourier-Transformation in ein Spek-trum oder ein Bild umgerechnet. Das in der Radiofrequenzspule empfangene Signal wird nach ent-sprechender Verstärkung von einem Analog-Digital-Wandler in binäre Zahlen umgewandelt und im Computer gespeichert. Der Computer, der gleichzeitig die gesamte Steuerung des Meßsystems übernimmt, führt nach der Aufsummierung der Einzelsignale die Fourier-Transformation durch, die zum NMR-Spektrum oder bei den bildgebenden Verfahren zu einem Tomogramm führt (Abb. 33)

# 3 NMR-Spektroskopie intakter biologischer Systeme

Abbildung 34a zeigt die Gegenüberstellung der $^1$H-, $^{13}$C- und $^{31}$P-NMR-Spektren des menschlichen Unterarms. Im $^1$H-NMR-Spektrum sind nur 2 Signale sichtbar, die dem Gewebswasser und den $CH_2$-Ketten der Fette zuzuordnen sind. Das $^{13}$C-NMR-Spektrum umfaßt einen wesentlich größeren chemischen Verschiebungsbereich und ist gegenüber dem $^1$H-NMR-Spektrum erheblich linienreicher, jedoch müssen auch hier alle Signale bestimmten Kohlenstoffatomen des Gewebefetts zugeordnet werden (Abb. 34b). Hingegen werden die Signale des $^{31}$P-NMR-Spektrums vom ATP, vom Kreatinphosphat (KP) und vom anorganischem Phosphat ($P_a$) hervorgerufen (Abb. 34c).

Im folgenden sollen die Spektren der unterschiedlichen Atomkerne in Bezug auf ihre Relevanz im biologisch-medizinischen Bereich vergleichend untersucht werden, wobei aber ausdrücklich darauf hingewiesen werden muß, daß spektroskopische Ganzkörpermessungen am Menschen – mit Ausnahme der bildgebenden

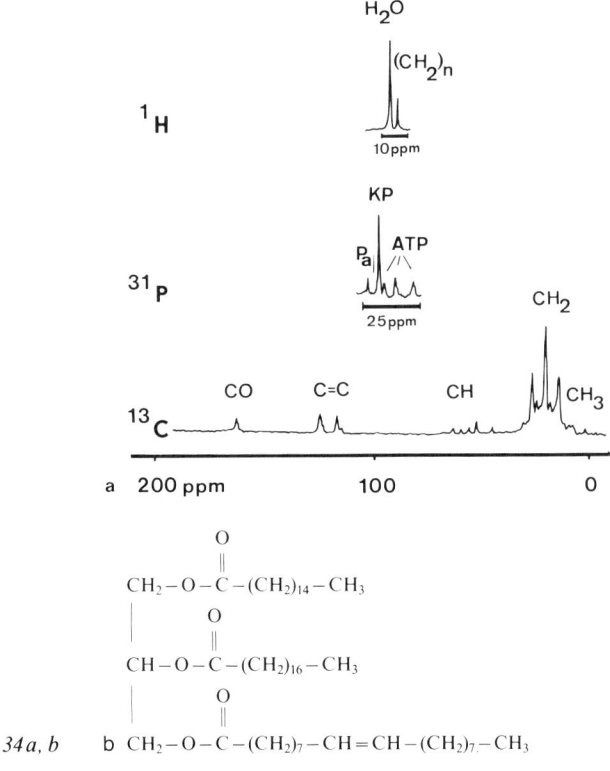

*Abb. 34a, b*

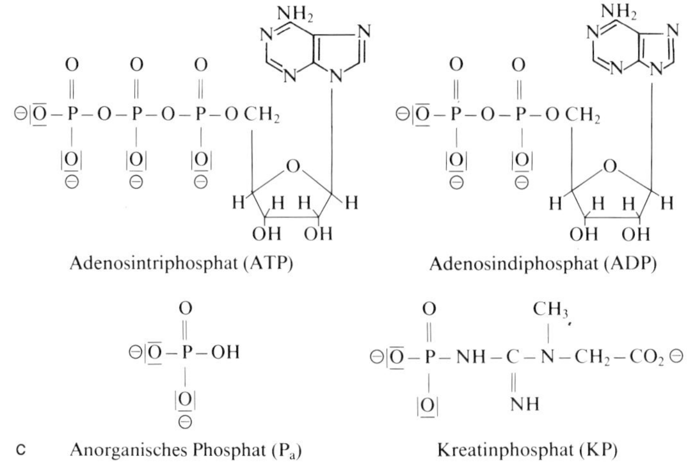

Adenosintriphosphat (ATP)                Adenosindiphosphat (ADP)

c    Anorganisches Phosphat ($P_a$)              Kreatinphosphat (KP)

*Abb. 34. a* NMR-Spektren des Unterarms eines lebenden Menschen. Im $^1$H-NMR-Spektrum lassen sich nur die Wasserprotonen und die Methylenprotonen des Gewebefetts nachweisen. Das $^{31}$P-NMR-Spektrum zeigt die Signale für anorganisches Phosphat *(P$_a$)*, Kreatinphosphat *(KP)* und die 3 unterschiedlichen Phosphoratome im Adenosintriphosphat *(ATP)*. Im $^{13}$C-NMR-Spektrum resultieren die Signale ausschließlich aus den verschiedenartigen Kohlenstoffatomen im Gewebefett. (Nach Unterlagen der Fa. Oxford Research Systems) *b* Glycerin (HOCH$_2$-CHOH-CH$_2$OH) verestert mit Plamitin-, Linol- und Ölsäure *(von oben nach unten)*, ein typischer Fettbestandteil. *c* ATP, ADP, KP und $P_a$

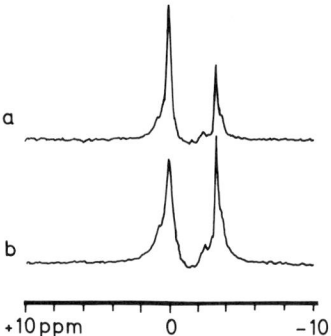

a

b

+10 ppm        0        −10

*Abb. 35.* $^1$H-NMR-Spektren des menschlichen Unterarms. Das $^1$H-NMR-Spektrum des Unterarms eines 13jährigen, gesunden Jungen *(a)* zeigt 2 Signale für das Gewebswasser und -fett. Das Intensitätsverhältnis zwischen beiden Signalen variiert je nach Lage der Meßspule, jedoch ist das Wassersignal stets größer als das Signal des Fettes. Das $^1$H-NMR-Spektrum eines 14jährigen Jungen mit Duchenne-Muskeldystrophie *(b)* beweist eindeutig die pathologische Zunahme des Fettgehalts. Die Aufnahmedauer eines Spektrums betrug jeweils 8 s. [Nach Edwards et al. (1982) Lancet I: 725]

Verfahren – noch nicht durchgeführt werden konnten, da die für diese Untersuchungen notwendigen supraleitenden Magnete erst seit Ende 1982 zur Verfügung stehen. Die bisher vorliegenden Daten basieren allein auf Untersuchungen an kleineren Labortieren und auf Messungen an menschlichen Extremitäten.

## 3.1 In-vivo-$^1$H-NMR-Spektroskopie

Das $^1$H-NMR-Spektrum von intakten Geweben zeigt nur 2 getrennte Signale für das Gewebswasser und die Methylenwasserstoffatome des Gewebefetts. Die leicht durchführbare quantitative Bestimmung beider Gewebebestandteile erlaubt, pathologische Veränderungen des relativen Fettanteils nachzuweisen (Abb. 35).

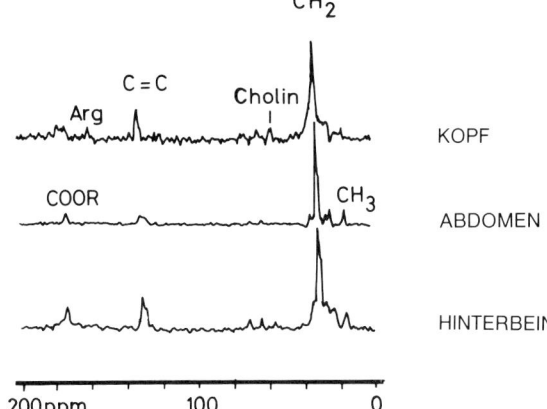

*Abb. 36.* $^{13}$C-NMR-Spektren einer lebenden, anästhesierten Ratte. Neben den Signalen des Gewebefetts lassen sich im Gehirn Signale des Cholins und Arginins nachweisen. [Nach Alger JR et al. (1981) Science 214: 660]

Die klinische Anwendung der $^1$H-NMR-Spektroskopie bleibt trotz der hohen Empfindlichkeit des Wasserstoffkerns und der damit verbundenen kurzen Meßzeit begrenzt, da der direkte Nachweis von Stoffwechselprodukten außer Wasser und Fett wegen der geringen Konzentrationen (unter $10^{-5}$ mol/l) technisch schwierig ist. Die Hauptanwendung der $^1$H-NMR-Technik liegt ganz eindeutig im bildgebenden Verfahren.

## 3.2 In-vivo-$^{13}$C-NMR-Spektroskopie

Wegen der geringen natürlichen Häufigkeit von nur 1,1% lassen sich in den $^{13}$C-NMR-Spektren neben Fett nur in einzelnen Fällen Signale anderer Gewebebestandteile, wie Cholin und Arginin im Gehirn, nachweisen (Abb. 36).

Durch Einsatz spezifisch markierter Verbindungen, in denen der $^{13}$C-Gehalt von 1,1 auf 90% erhöht ist, können jedoch Stoffwechselprodukte in geringerer Konzentration nachgewiesen werden. Da die chemische Reaktionsfähigkeit durch das $^{13}$C-Atom nicht beeinflußt wird, kann auf diese Weise das Schicksal eines bestimmten Kohlenstoffatoms im Stoffwechsel verfolgt werden. So zeigt das $^{13}$C-NMR-Spektrum einer perfundierten Mäuseleber, das nach zweimaliger Zugabe von in 3-Stellung mit $^{13}$C-markiertem Alanin aufgenommen wurde, eindrucksvoll die vielfältigen vom Alanin ausgehenden Synthesen, die nach einiger Zeit von der Leber durchgeführt worden sind (Abb. 37).

Das markierte Kohlenstoffatom erscheint sowohl in 1- und 6- als auch in der 2- und 5-Position der in der Leber synthetisierten Glukose. In Abb. 38 ist die Umwandlung von Alanin in Glukose vereinfacht dargestellt. Zunächst wird Alanin mit Hilfe des Enzyms Alanintransaminase in Pyruvat überführt, woraus dann im Zuge der als Gluconeogenese bezeichneten komplexen Reaktionssequenz Glukose aufgebaut wird. Dieser Syntheseweg kann zwanglos jedoch nur die Markierung in 1,6- nicht aber in 2,5-Stellung der Glukose erklären. Da der ermittelte Gehalt an Kohlenstoff 13 in allen 4 Positionen aber praktisch gleich ist, muß angenommen

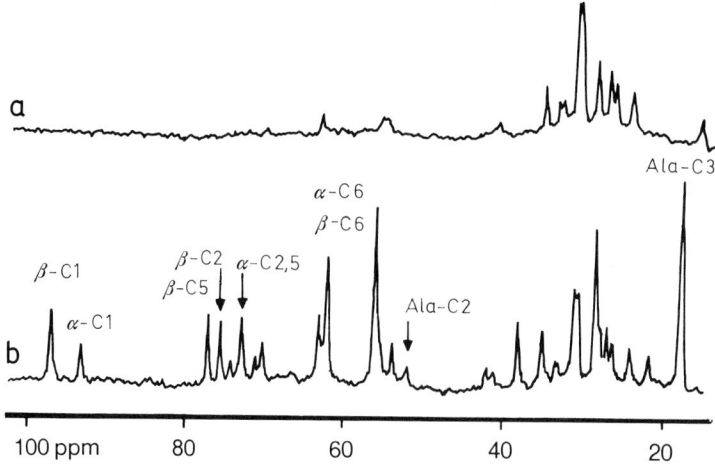

*Abb. 37a, b.* ¹³C-NMR-Spektren einer isolierten, perfundierten Mäuseleber. *a* ¹³C-NMR-Spektrum einer isolierten, perfundierten Mäuseleber bei 35 °C. *b* Nach 2 Zugaben von jeweils 10 mmol [3-¹³C]-Alanin und 20 mmol Ethanol im Abstand von 2 h wurde die Aufnahme nach 2,5 h wiederholt. Dieses Spektrum enthält – neben den Signalen der Fettbestandteile – eine Vielzahl von Signalen verschiedener Stoffwechselprodukte, wobei zur besseren Übersicht nur die verschiedenen Kohlenstoffatome der *α-* und *β*-Glucose und des Alanins markiert worden sind. [Nach Cohen SM et al. (1979) Proc Natl Acad Sci USA 76: 4808]

werden, daß es während der Umwandlung von Oxalacetat in Phosphoenolpyruvat über den Citratzyklus zu einer Isomerisierung kommt (Abb. 39).

Im Citratzyklus wird die Stufe des Succinats durchlaufen, durch dessen Molekülsymmetrie eine vollständige Gleichverteilung der ¹³C-Atome auf C-2 und C-3 im Oxalacetat erreicht wird. Die Reversibilität aller durchlaufenden Reaktionsschritte beweist das Signal des Alanin C-2. Um das markierte C-3 in das C-2 des Alanins zu überführen, muß das Alanin über den Citratzyklus abgebaut und nach Durchlaufen des symmetrischen Succinats umgekehrt wieder aufgebaut worden sein.

Abbildung 40 zeigt das ¹³C-NMR-Spektrum des Abdomens einer anästhesierten Ratte nach Fütterung mit in 1-Stellung ¹³C-markierter Glukose. Die Speicherung der Glukose in Form des Leberglykogens (= Polyglukose) kann zeitlich verfolgt werden. Derartige Untersuchungen wären insbesondere zur Untersuchung von Enzymmangelkrankheiten am Menschen von Bedeutung, jedoch muß einschränkend darauf hingewiesen werden, daß ¹³C-markierte Verbindungen extrem teuer sind (Grammpreis für in C-1 markierte Glukose ca. DM 2 000) und somit eine Routineanwendung in der Humanmedizin zum gegenwärtigen Zeitpunkt auszuschließen ist.

## 3.3 In-vivo-³¹P-NMR-Spektroskopie

In bezug auf eine Anwendung im medizinischen Bereich ist die ³¹P-NMR-Spektroskopie im Vergleich zu anderer Atomkerne von herausragender Bedeutung, da die relativen Konzentrationen der Phosphormetaboliten ATP, Kreatinphosphat (KP)

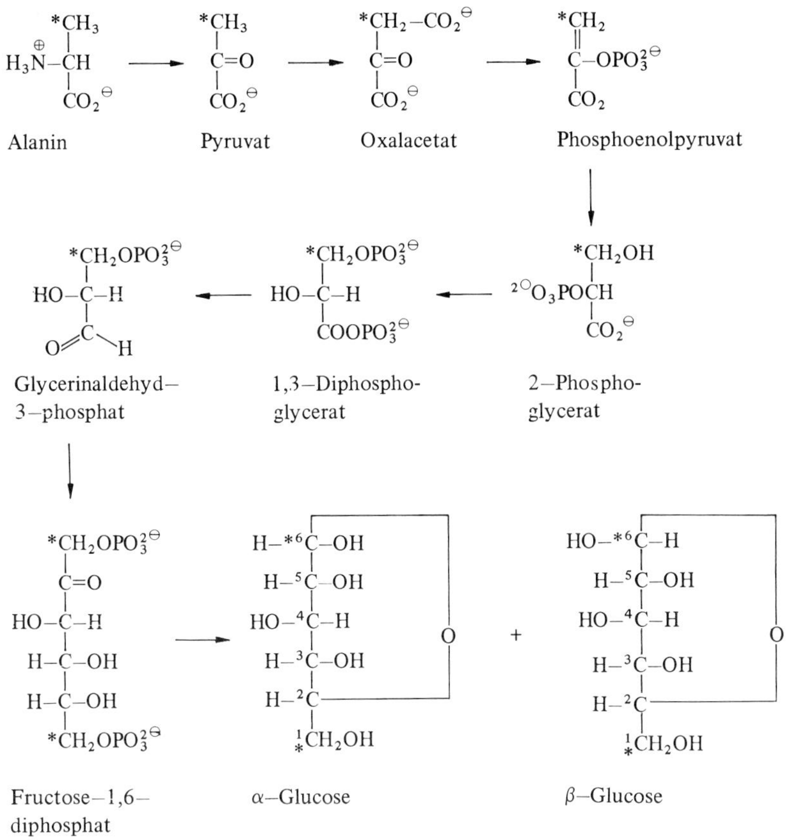

$$
\begin{array}{cccc}
\overset{*}{C}H_3 & \overset{*}{C}H_3 & \overset{*}{C}H_2-CO_2^{\ominus} & \overset{*}{C}H_2 \\
\underset{\oplus}{H_3N}-CH & C=O & C=O & C-OPO_3^{2\ominus} \\
CO_2^{\ominus} & CO_2^{\ominus} & CO_2^{\ominus} & CO_2 \\
\text{Alanin} & \text{Pyruvat} & \text{Oxalacetat} & \text{Phosphoenolpyruvat}
\end{array}
$$

$$
\begin{array}{ccc}
\overset{*}{C}H_2OPO_3^{2\ominus} & \overset{*}{C}H_2OPO_3^{2\ominus} & \overset{*}{C}H_2OH \\
HO-C-H & HO-C-H & {}^{2\ominus}O_3POCH \\
O\!\!=\!\!C\diagdown H & COOPO_3^{2\ominus} & CO_2^{\ominus} \\
\text{Glycerinaldehyd--} & \text{1,3--Diphospho--} & \text{2--Phospho--} \\
\text{3--phosphat} & \text{glycerat} & \text{glycerat}
\end{array}
$$

$$
\begin{array}{ccc}
\overset{*}{C}H_2OPO_3^{2\ominus} & H-{}^{*6}C-OH & HO-{}^{*6}C-H \\
C=O & H-{}^{5}C-OH & H-{}^{5}C-OH \\
HO-C-H & HO-{}^{4}C-H & HO-{}^{4}C-H \\
H-C-OH & H-{}^{3}C-OH & H-{}^{3}C-OH \\
H-C-OH & H-{}^{2}C & H-{}^{2}C \\
\overset{*}{C}H_2OPO_3^{2\ominus} & {}^{1}_{*}CH_2OH & {}^{1}_{*}CH_2OH \\
\text{Fructose--1,6--} & \alpha\text{--Glucose} & \beta\text{--Glucose} \\
\text{diphosphat}
\end{array}
$$

Abb. 38. Biosynthese von Glukose aus Alanin. Durch das Enzym Alanintransaminase wird zunächst Alanin in Pyruvat umgewandelt, aus dem dann Glukose synthetisiert wird (Glukoneogenese). Ausgehend von [3-$^{13}$C]-Alanin (das markierte Kohlenstoffatom ist jeweils durch einen Stern gekennzeichnet) kann dieser vielstufige, hier nur verkürzt dargestellte Reaktionsweg nur die Markierung der 1- und 6-Position der in wäßriger Lösung als Gemisch der $\alpha$- und $\beta$-Form vorliegenden Glukose erklären

und anorganisches Phosphat ($P_a$) den energetischen Status einer Zelle definieren. Zunächst soll in Abb. 41 ein stark vereinfachter Überblick über die Biosynthese und Bedeutung der Phosphorverbindungen gegeben werden.

Von dem in der Zelle gespeicherten Glykogen, einer Polyglukose, wird zunächst durch das Enzym Glykogenphosphorylase ein endständiges Glukosemolekül in Form von Glukose-1-phosphat abgespalten und über andere Zuckerphosphate – im Zuge der sog. Glykolyse – Pyruvat und ATP unter Bildung von NADH aus NAD$^+$ synthetisiert. Aus Pyruvat wird dann – nach oxidativer Decarboxylierung – mit Koenzym A (CoA) Acetyl-CoA gebildet. Der Acetylrest wird anschließend im Citratzyklus zu Kohlendioxid abgebaut, wobei wiederum NADH und ATP entstehen. In der anschließenden Atmungskette wird der Wasserstoff von NADH auf molekularen Sauerstoff übertragen, wobei das eingesetzte NAD$^+$ wieder zurück-

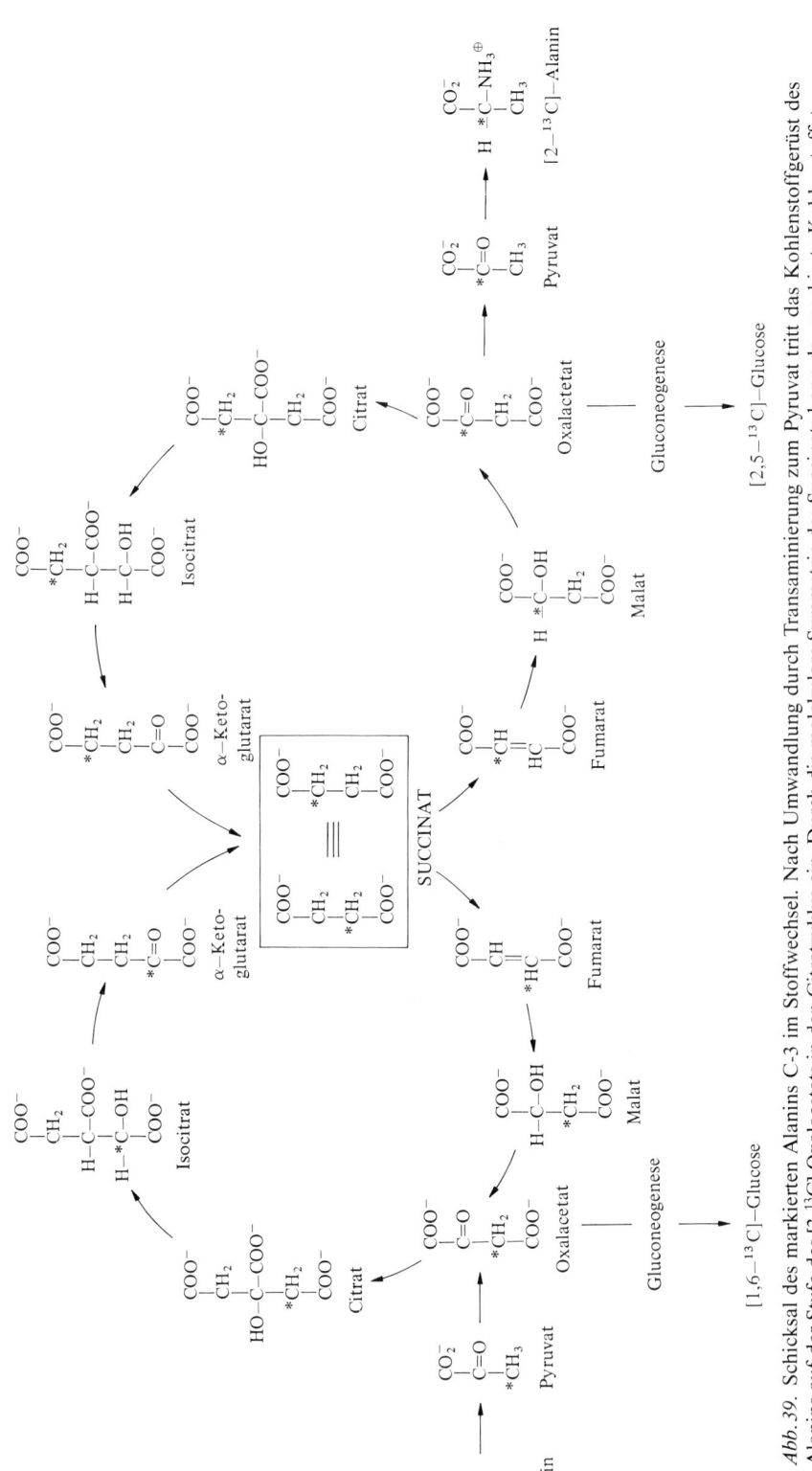

*Abb. 39.* Schicksal des markierten Alanins C-3 im Stoffwechsel. Nach Umwandlung durch Transaminierung zum Pyruvat tritt das Kohlenstoffgerüst des Alanins auf der Stufe des [3-¹³C]-Oxalacetats in den Citratzyklus ein. Durch die molekulare Symmetrie des Succinats kann das markierte Kohlenstoffatom über den Citratzyklus in die 2-Position des Oxalacetats eingebaut werden, das ein Zwischenprodukt sowohl für die Synthese der in 2,5-Stellung markierten Glukose als auch des [2-¹³C]-Alanins ist

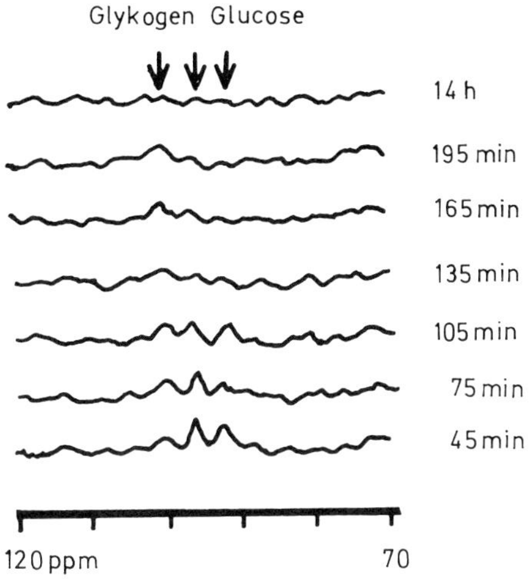

Glykogen  Glucose

14 h

195 min

165 min

135 min

105 min

75 min

45 min

120 ppm     70

*Abb. 40.* ${}^{13}$C-NMR-Spektren des Abdomens einer lebenden Ratte. Nach Fütterung der Ratte mit in 1-Stellung ${}^{13}$C-markierter Glukose spiegelt die Abnahme der beiden Glukosesignale (für die $\alpha$- und $\beta$-Form) und die Zunahme des Leberglukogensignals die Umwandlung von Glukose zu Glukogen wider. Im weiteren Verlauf wird das Glykogen durch Abbau in den Stoffwechsel eingebracht, so daß nach 14 h kein markiertes Kohlenstoffatom mehr nachweisbar ist [Nach Alger DR et al. (1981) Science 214: 660]

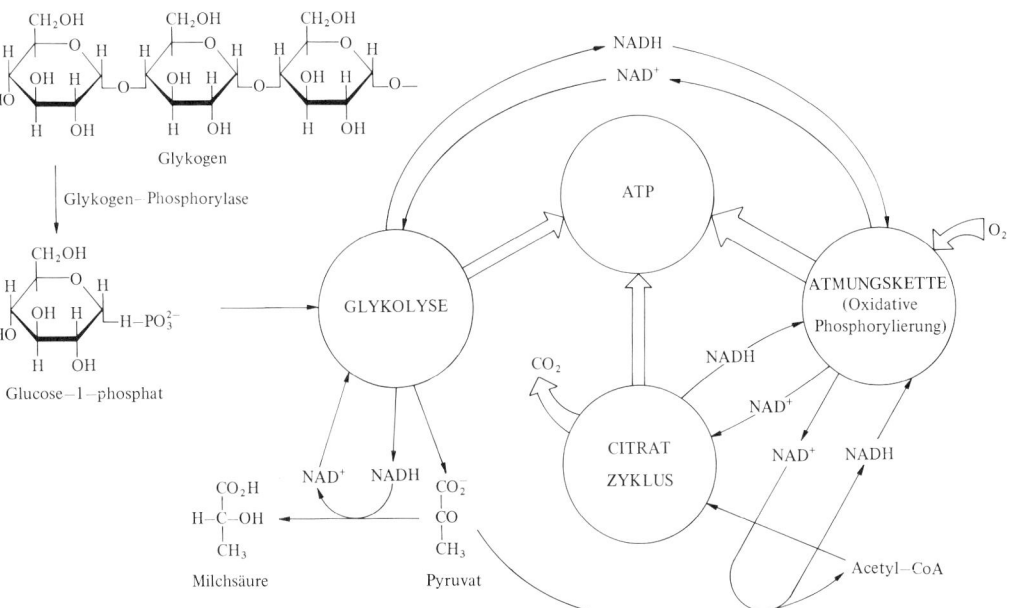

*Abb. 41.* Überblick über die Bedeutung der Phosphorverbindungen im Stoffwechsel. Über Glukose-1-phosphat wird das gespeicherte Glykogen in der Glykolyse zu Pyruvat und anschließend im Citratzyklus zu Kohlendioxid abgebaut, wobei der Energiegewinn in Form von ATP chemisch gespeichert wird. Der aktive Wasserstoff der dabei entstandenen NADH- und FADH$_2$-Moleküle wird in der Atmungskette auf molekularen Sauerstoff übertragen und die dabei freiwerdende Energie in 32 Molekülen ATP gespeichert. Bei akutem Sauerstoffmangel kann NAD${}^+$ nicht in ausreichender Menge von der Atmungskette aus NADH hergestellt werden. Dann wird NAD${}^+$ durch Umwandlung von Pyruvat in Milchsäure erzeugt

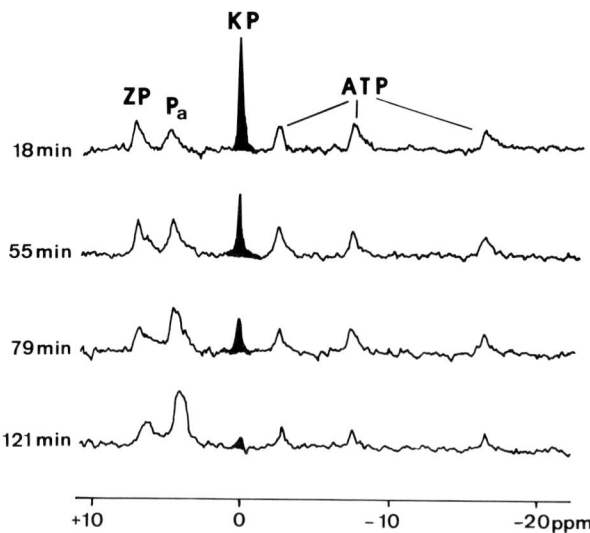

*Abb. 42.* $^{31}$P-NMR-Spektrum eines intakten Hinterbeinmuskels einer Ratte. Mit zunehmender Alterung des Gewebes steigt zunächst die Konzentration an anorganischem Phosphat *(P$_a$)* auf Kosten des Kreatinphosphats *(KP)*, während die Konzentration an ATP zunächst konstant bleibt und erst nach 2 h abnimmt (*ZP,* Zuckerphosphate). Da die Lage des Kreatinphosphatsignals im physiologisch relevanten Bereich pH-unabhängig und in vielen intakten Geweben nachweisbar ist, werden die chemischen Verschiebungen aller Signale auf Kreatinphosphat als willkürlichen Nullpunkt bezogen. [Nach Hoult DI et al. (1974) Nature 252: 285]

gebildet und gleichzeitig durch oxidative Phosphorylierung ATP synthetisiert wird. Insgesamt werden aus einem Molekül Glukose in der Glykolyse 2, im Citratzyklus 2[4] und in der oxidativen Phosphorylierung 32 Moleküle ATP erzeugt. Die an den verschiedenen Stellen des Körpers benötigte chemische, osmotische und mechanische Arbeit wird in den meisten Fällen durch Umwandlung von ATP in ADP aufgebracht. ATP ist der zentrale Energieträger der Zelle.

$$ATP \rightarrow ADP + P_a + 30,5 \text{ kJ/mol} (= 7,3 \text{ kcal/mol}).$$

Die in den Skelettmuskeln vorhandene ATP-Konzentration wäre jedoch bei starker Beanspruchung bereits nach sehr kurzer Zeit verbraucht. Da die Neusynthese von ATP über den Citratzyklus und die oxidative Phosphorylierung zu langsam verläuft, wird ATP in den Skelettmuskeln indirekt in Form von Kreatinphosphat (KP) gespeichert. Bei Bedarf kann ATP mit Hilfe des Enzyms Kreatinphosphatkinase sehr schnell synthetisiert werden.

$$\text{Kreatinphosphat} + \text{ADP} \xrightarrow{\text{KP-Kinase}} \text{Kreatin} + \text{ATP}$$

Abbildung 42 zeigt das typische $^{31}$P-NMR-Spektrum eines Skelettmuskels am Beispiel eines frisch präparierten, intakten Muskels aus dem Hinterbein einer Ratte.

---

4 Genau betrachtet entsteht im Citratzyklus nicht ATP sondern GTP (Guanosintriphosphat), dessen chemische Energie aber leicht mit Hilfe der Nukleosiddiphosphokinase auf ATP übertragen werden kann: GTP + ADP→GDP + ATP

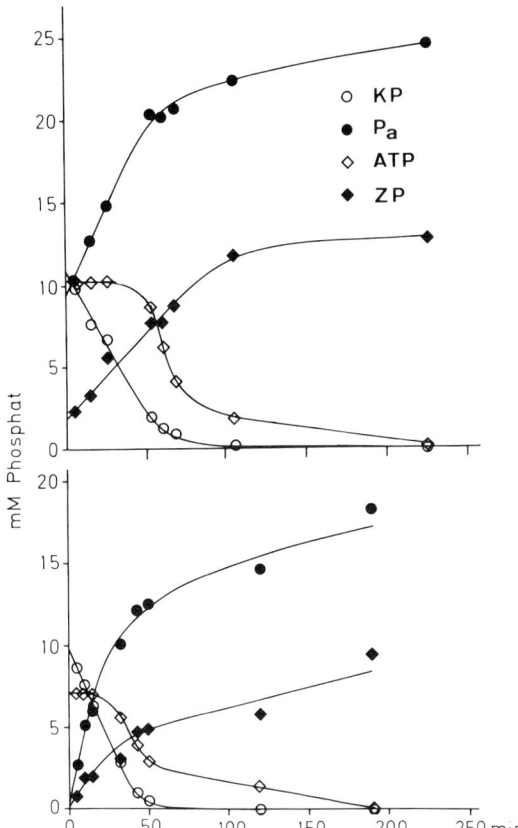

*Abb. 43.* $^{31}$P-NMR-Spektren von menschlichen Muskelproben. Die zeitlichen Konzentrationsänderungen der verschiedenen Phosphorverbindungen eines Gesunden *(oben)* und eines an neuromuskulärer Schwäche leidenden Patienten *(unten)* wurden nach Biopsie $^{31}$P-NMR-spektroskopisch verfolgt (*KP,* Kreatinphosphat; $P_a$, anorganisches Phosphat; *ZP,* Zuckerphosphate; *ATP,* Adenosintriphosphat). Im Vergleich zum gesunden Gewebe ist der Gesamtphosphorgehalt im kranken Muskel auf die Hälfte reduziert. Der wesentlich raschere Abfall der ATP-Konzentration spiegelt die verringerte Leistungsfähigkeit des erkrankten Muskels wider. [Nach Burk CT et al. (1977) Science 195: 145]

Die Konzentration an Zuckerphosphaten, anorganischem Phosphat, Kreatinphosphat und ATP lassen sich quantitativ aus den Signalflächen leicht bestimmen. Mit zunehmender Alterung des isolierten Muskels nimmt die Konzentration an anorganischem Phosphat auf Kosten des Kreatinphosphats zu, während die ATP-Konzentration durch die Kreatinphosphatkinaseaktivität zunächst konstant gehalten wird und erst nach dem vollständigen Verbrauch des Kreatinphosphats nach etwa 2 h abnimmt.

Insgesamt verursacht der endogene Metabolismus nach erfolgter Biopsie eine stetige Konzentrationsveränderung der Phosphormetaboliten, die die Enzymaktivitäten in vivo widerspiegeln und Aussagen über eine Reihe pathogener Veränderungen zulassen. Abbildung 43 zeigt die Ergebnisse einer Untersuchung am Muskelexzisat eines gesunden Menschen und eines Patienten mit neuromuskulärer Schwäche.

Die zeitlichen Konzentrationsänderungen der Phosphormetaboliten zeigen in beiden Fällen das generelle Verhalten aller isolierten Muskelproben: Abnahme von Kreatinphosphat, Zunahme von anorganischem Phosphat und nach dem Verbrauch von Kreatinphosphat auch eine Abnahme von ATP. Den ATP-Verbrauch gleicht die Zelle zunächst durch Abbau von Kreatinphosphat aus; gleichzeitig wird durch Beschleunigung der Glykolyse die Neusynthese von ATP angestrebt, daher steigt die Konzentration an Zuckerphosphaten an. Mit zunehmender Alterung des Gewebes bricht jedoch das Enzymsystem der Glykolyse allmählich zusammen, so daß die Zuckerphosphate nicht mehr abgebaut werden können und deren Konzentration konstant bleibt. Die Messung des erkrankten Gewebes ergibt zunächst einen auf die Hälfte reduzierten Gesamtphosphorgehalt. Ferner wird das Kreatinphosphat im erkrankten Gewebe wesentlich rascher über ATP zu anorganischem Phosphat abgebaut, so daß der Zeitraum, in dem der ATP-Spiegel durch den Abbau von Kreatinphosphat konstant gehalten werden kann, von etwa 50 min im gesunden auf 24 min im erkrankten Gewebe sinkt. Somit spiegelt das $^{31}$P-NMR-Spektrum die stark reduzierte Leistungsfähigkeit des pathologisch veränderten Muskelgewebes wider.

Von besonderer Bedeutung für das Studium biochemischer Vorgänge ist die nichtinvasive Messung des intrazellulären pH-Werts in vivo. Da der pH-Wert einen entscheidenden Einfluß auf die Geschwindigkeit vieler enzymkatalysierter Reaktionen hat, kann das Wasserstoffion als einer der wichtigsten Metaboliten angesehen werden. Grundlage für die pH-Messung durch $^{31}$P-NMR-Spektroskopie ist die Abhängigkeit der chemischen Verschiebung des anorganischen Phosphatsignals von der Wasserstoffionenkonzentration (Abb. 44).

Der pK-Wert der zweiten Dissoziationsstufe der Phosphorsäure liegt im physiologisch relevanten pH-Bereich von 7–7,5.

$$H_2PO_4^- \rightleftharpoons HPO_4^{2-} + H^+ \quad pK = 6,8.$$

Da die Dissoziationsreaktion äußerst schnell verläuft, werden nicht 2 getrennte Signale für $H_2PO_4^-$ und $HPO_4^{2-}$ beobachtet, sondern nur ein gemitteltes Signal, dessen chemische Verschiebung von den relativen Konzentrationen an $H_2PO_4^-$ und $HPO_4^{2-}$ abhängt. Somit zeigt die Lage des anorganischen Phosphatsignals die typische Abhängigkeit einer Titrationskurve, deren Wendpunkt dem pK-Wert entspricht. Die in Abb. 44 dargestellte Abhängigkeit kann als Eichkurve zur Bestimmung des intrazellulären pH-Werts mit einer Genauigkeit von 0,005–0,01 benutzt werden.

Eine Änderung des intrazellulären pH-Werts ist durch plötzliche Beanspruchung von Muskelgewebe möglich, die zu ATP-Verbrauch führt. Bei andauernder Belastung würde auch der Kreatinphosphatvorrat nicht ausreichen, um den ständi-

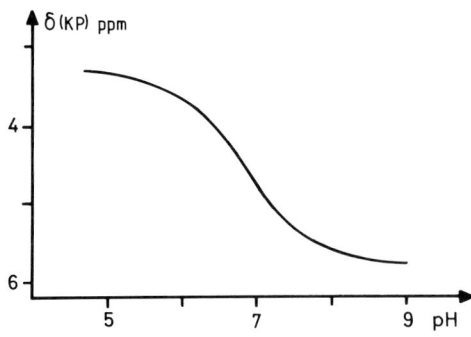

Abb. 44. pH-Abhängigkeit der chemischen Verschiebung des $P_a$-Signals. Mit zunehmendem pH-Wert verringert sich die chemische Verschiebung des $^{31}$P-NMR-Signals des anorganischen Phosphatsignals $P_a$, wobei die pH-Abhängigkeit das typische Verhalten einer Titrationskurve zeigt. Die chemische Verschiebung ist auf das Signal des Kreatinphosphats als Nullpunkt bezogen

gen ATP-Verbrauch zu kompensieren. Die normale ATP-Synthese erfolgt v.a. über die oxidative Phosphorylierung. Reicht die Versorgung mit Sauerstoff nicht aus bzw. ist kein Sauerstoff vorhanden (ischämische Bedingungen), kann die Atmungskette nicht mehr arbeiten, so daß kein ATP mehr hergestellt werden kann. Zwar ist eine ATP-Synthese prinzipiell auch über die Glykolyse oder den Citratzyklus möglich, jedoch wird auf beiden Wegen NAD⁺ als Oxidationsmittel benötigt, das nur in der Atmungskette erzeugt wird. Damit die ATP-Synthese dennoch durch Glykolyse aufrecht erhalten werden kann, wird Pyruvat zu Milchsäure (Laktat) reduziert. Dabei wird NADH zu NAD⁺ oxidiert, das dann zur Durchführung der Glykolyse verwendet wird. Die entstandene Milchsäure senkt den intrazellulären pH-Wert. Nach der Belastung wird die Milchsäure in der Leber wieder zu Pyruvat oxidiert, wodurch letztlich die Leber Stoffwechselarbeit der Skelettmuskeln übernimmt.

Abbildung 45 zeigt eine klinisch-diagnostische Anwendung der intrazellulären pH-Bestimmung. Ein Patient mit Anzeichen von McArdle-Syndrom (unten) und

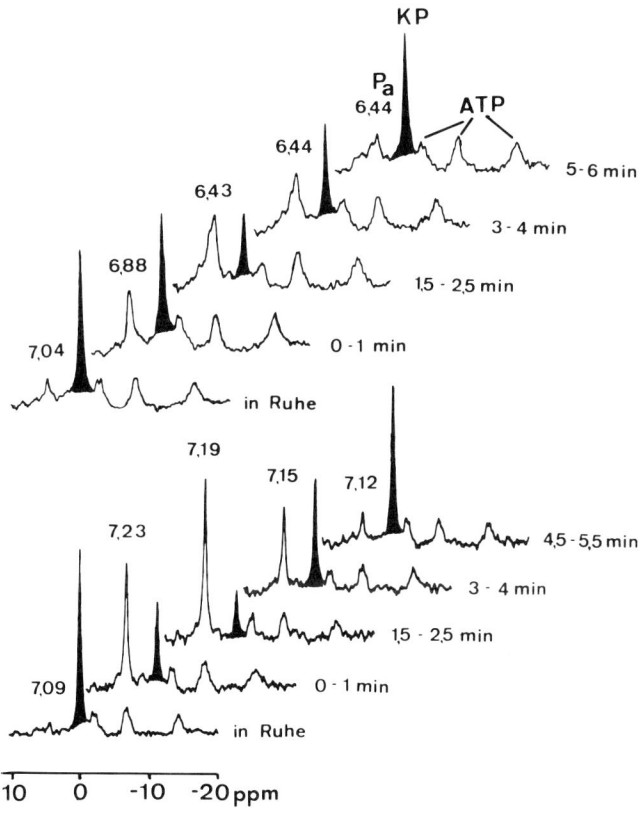

*Abb. 45.* ³¹P-NMR-Spektrum des Unterarms eines gesunden *(oben)* und am McArdle Syndrom leidenden Menschen *(unten)*. Zunächst wurden die Armmuskeln 1 min belastet, wobei die Blutversorgung durch Abbinden des Oberarms unterbrochen war. Anschließend war der Arm in Ruhestellung, und nach 3 min wurde die Blutversorgung wieder hergestellt. Zur besseren Übersicht sind die Spektren gegeneinander versetzt aufgetragen. Der intrazelluläre pH-Wert wurde aus der genauen Resonanzfrequenz des anorganischen Phosphatsignals (Pₐ) bestimmt [Nach Ross BD et al. (1981) New Engl J Med 304: 1338]

eine gesunde Kontrollperson (oben) führten mit ihrem Arm Übungen aus (Beugen der Finger im Abstand von 2 s), wobei der Unterarm ständig $^{31}$P-NMR-spektroskopisch untersucht wurde. Nach 2 minütigem Belasten unter ischämischen Bedingungen (Abbinden des Oberarms) fällt der pH-Wert im Muskelgewebe der gesunden Vergleichsperson um 0,6, und die Kreatinphosphatkonzentration nimmt geringfügig ab. Der Patient zeigt unter gleichen Versuchsbedingungen zunächst einen erhöhten intrazellulären pH-Wert im Ruhezustand, der sich bei Durchführung der Übungen praktisch nicht ändert, während bereits nach einminütigen Übungen die Kreatinphosphatkonzentration drastisch absinkt.

Ursache für das Ausbleiben der Milchsäureproduktion im Skelettmuskel eines McArdle-Patienten ist ein Mangel an Glykogenphosphorylase (s. Abb. 41). Infolge dieses Enzymmangels kann bei Belastung der Muskelzellen die Glykolyse nicht im notwendigen Umfang durchgeführt werden, um den Verbrauch an ATP zu kompensieren. Die Umwandlung von Pyruvat, dem Endprodukt der Glykolyse, in Milchsäure unter Bildung von $NAD^+$ unterbleibt daher, so daß der pH-Wert unverändert bleibt.

Eine Verringerung des intrazellulären pH-Werts wird allgemein unter ischämischen Bedingungen beobachtet. Simuliert man einen Infarkt durch Abklemmen der Aorta eines perfundierten Kaninchenherzen, so führt das Absinken des pH-Werts von 7,2 auf 6,4 zu einem völligen Zusammenbruch der Glykolyse. da die Enzymsysteme in diesem pH-Bereich nicht mehr funktionstüchtig sind. Wird dann der Sauerstoffmangel durch Öffnen der Ligatur aufgehoben (Abb. 46), steigt der pH-Wert durch den Abtransport der Milchsäure rasch auf den ursprünglichen Normalwert, während sich die Kreatinphosphat- und ATP-Spiegel als Maß für den energetischen Zustand nur langsam normalisieren.

Die Geschwindigkeit dieses Normalisierungsprozesses läßt sich an der Änderung des pH-Werts und der ATP- und Kreatinphosphatkonzentrationen messend verfolgen und hängt von vielen physiologischen Parametern ab. In diesem Zusammenhang stellt sich natürlich eine der zentralen Fragen der Medizin, nämlich auf welche Weise Organe gegen irreversible Schädigungen durch zeitweisen Sauerstoffmangel, der z. B. bei chirurgischen Eingriffen oder Organtransplantationen nicht zu vermeiden ist, geschützt werden können. Zur Beantwortung dieser Frage kann die $^{31}$P-NMR-Spektroskopie wesentlich beitragen, da sie direkte Aussagen über den physiologischen Zustand der Organe machen kann. In einem orientierenden Versuch wurde das $^{31}$P-NMR-Spektrum eines perfundierten Kaninchenherzens nach 40 minütiger totaler Unterbrechung der Sauerstoffzufuhr aufgenommen (Abb. 47).

Es läßt sich kein Kreatinphosphat und ATP nur in geringen Mengen nachweisen; der intrazellulären pH-Wert ist auf 6,1 abgesunken. Durch Injektion von Kaliumchloridlösung als Kardioplegikum kann die Abnahme des pH-Werts und des ATP drastisch verlangsamt werden. Abbildung 47 zeigt, daß sich nach 40 minütigem globalem Infarkt der Energiehaushalt des Gewebes – verglichen mit dem unbehandelten Herzen – in hervorragendem Zustand befindet.

Zur Simulierung einer Nierentransplantation haben Sehr et al. eine Rattenniere exzisiert und in eisgekühlter Pufferlösung aufbewahrt (Abb. 48). Auch bei tiefen Temperaturen nimmt der ATP-Gehalt unter ischämischen Bedingungen rasch ab. Der pH-Wert des Nierengewebes ändert sich während dieser Zeit wegen der geringen Geschwindigkeit der Glykolyse nur sehr wenig. Nach Anschluß der Niere an

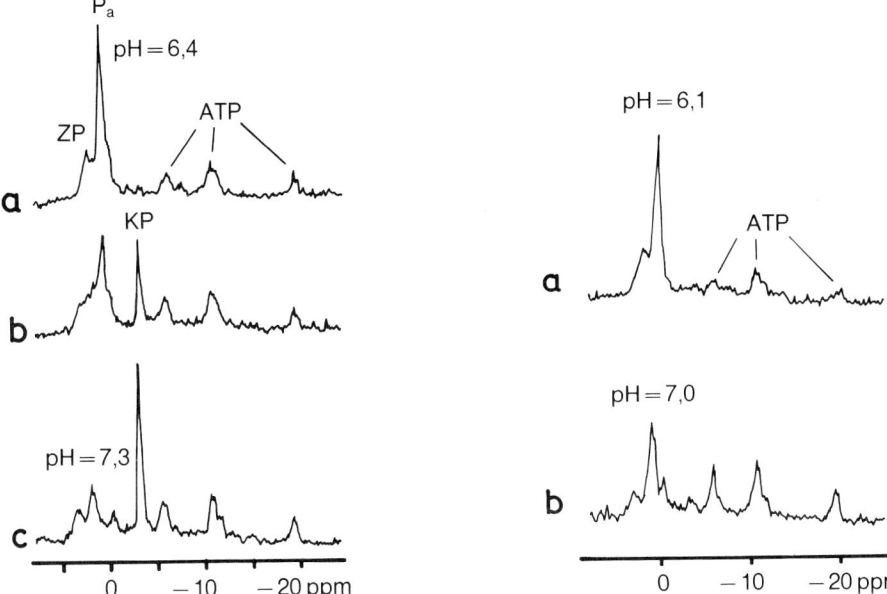

*Abb. 46 a–c (Links).* Erholung eines Kaninchenherzens von einem globalen Infarkt. *a* [31]P-NMR-Spektrum des perfundierten Kaninchenherzens nach 40minütigem globalem Infarkt. Der Vorrat an energiereichem Kreatinphosphat ist völlig aufgebraucht und auch die ATP-Konzentration ist abgesunken. Der aus der genauen Signallage des anorganischen Phosphats berechnete pH-Wert zeigt die Übersäuerung des Herzmuskelgewebes an. *b* 2 min nach Wiederherstellung der Sauerstoffzufuhr hat sich der pH-Wert durch den Abtransport der Milchsäure bereits normalisiert und der Aufbau von Kreatinphosphat aus anorganischem Phosphat hat bereits eingesetzt. *c* 6 min nach Wiederherstellung der Sauerstoffzufuhr des Herzens hat sich der Kreatinphosphatspiegel normalisiert, während die ATP-Konzentration ihren Normalwert noch nicht erreicht hat. [Nach Hollis DP (1979) Bull Magn Reson 1: 27]

*Abb. 47 a, b (Rechts).* [31]P-NMR-Spektren eines Kaninchenherzens mit globalem Infarkt. *a* Das [31]P-NMR-Spektrum des Kaninchenherzens nach 40minütigem Infarkt zeigt den völligen Zusammenbruch des Energiehaushalts an. Kreatinphosphat ist überhaupt nicht mehr und ATP nur in geringen Spuren nachzuweisen. Der pH-Wert ist von 7,2 auf 6,1 gesunken. *b* Das [31]P-NMR-Spektrum des Kaninchenherzens nach 40minütigem globalem Infarkt, jedoch nach Zugabe von Kaliumchloridlösung als Kardioplegikum vor der Unterbrechung der Sauerstoffversorgung. Verglichen mit dem unbehandelten Herzen befindet sich der Energiehaushalt in einem sehr guten Zustand. [Nach Hollis DP (1978) J Magn Reson 29: 319]

den Blutkreislauf einer zweiten Ratte konnte der ATP-Wiederaufbau zeitlich verfolgt werden. Da das Vermögen eines transplantierten Organs, energiereiche Metaboliten neu zu synthetisieren, ein wichtiges Maß seiner Arbeitsfähigkeit darstellt, können mit Experimenten dieser Art neue Wege zur Verlängerung der Haltbarkeit von zu transplantierenden Organen untersucht werden.

Neben den Hauptphosphormetaboliten ATP, $P_a$ und KP können in pathologisch veränderten Geweben andere phosphorhaltige Verbindungen als Folge eines gestörten Stoffwechsels in höherer Konzentration auftreten. Das [31]P-NMR-Spek-

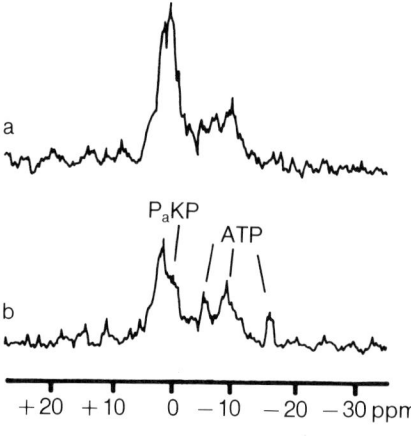

Abb. 48 a, b. $^{31}$P-NMR-Spektren einer Rattenniere bei der Simulierung einer Transplantation. Eine frisch isolierte Rattenniere wurde nach 15minütiger Ischämie in kalter Pufferlösung an den Blutkreislauf einer zweiten Ratte angeschlossen. Die Regenerierung des Energiehaushalts, d.h. die Neusynthese von ATP aus anorganischem Phosphat, kann $^{31}$P-NMR-spektroskopisch verfolgt werden. a Spektrum unmittelbar nach Beginn der Perfusion. b Spektrum nach 51minütiger Perfusion. [Nach Sehr PA et al. (1977) Biochem Biophys Res Commun 77: 195]

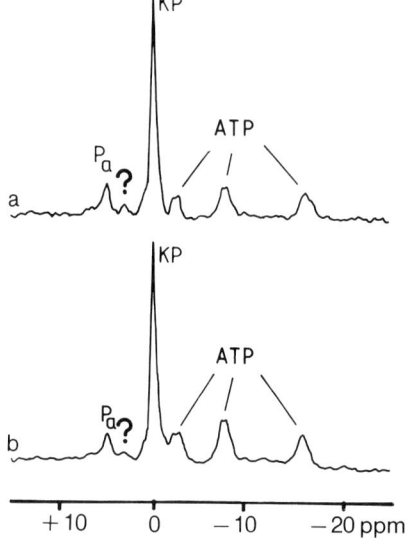

Abb. 49 a, b. $^{31}$P-NMR-Spektren der Unterarmmuskulatur eines Hypothyreosepatienten. Meßbedingungen: 300 Pulse mit einer Repetitionszeit von 2 s. a Das Spektrum zeigt neben den Signalen für ATP, KP und $P_a$ ein noch nicht identifiziertes Signal im Erwartungsbereich der Phosphordiester. b Nach 2monatiger Therapie mit L-Thyroxin hat die Intensität dieses Signals deutlich abgenommen, was mit dem allgemeinen Abklingen der Hypothyreosesymptome in Einklang steht. [Nach Iles RA et al. (1982) Progr NMR Spectros 15: 49]

trum des Unterarms eines Hypothyreosepatienten (Abb. 49) zeigt im Vergleich zum Spektrum einer gesunden Kontrollperson neben den Signalen für ATP, $P_a$ und KP ein weiteres Signal im Erwartungsbereich der Phosphordiester, wobei die genaue Struktur des zugrundeliegenden Metaboliten bisher noch unbekannt ist. Über die Intensität dieses Signals kann eine sich anschließende Therapie problemlos und beliebig oft objektiv überprüft werden. Nach 2monatiger Behandlung mit L-Thyroxin hat seine Intensität deutlich abgenommen. Dies steht im Einklang mit dem allgemeinen Abklingen der Hypothyreosesymptome.

Mit Hilfe einer Erweiterung der $^{31}$P-NMR-Spektroskopie lassen sich die Geschwindigkeiten einiger enzymkatalysierter Reaktionen messen. Bei dieser Variante, der sog. Sättigungsübertragungstechnik, wird ein ausgewähltes Signal im Spektrum selektiv durch Einstrahlen der entsprechenden Resonanzfrequenz fortwäh-

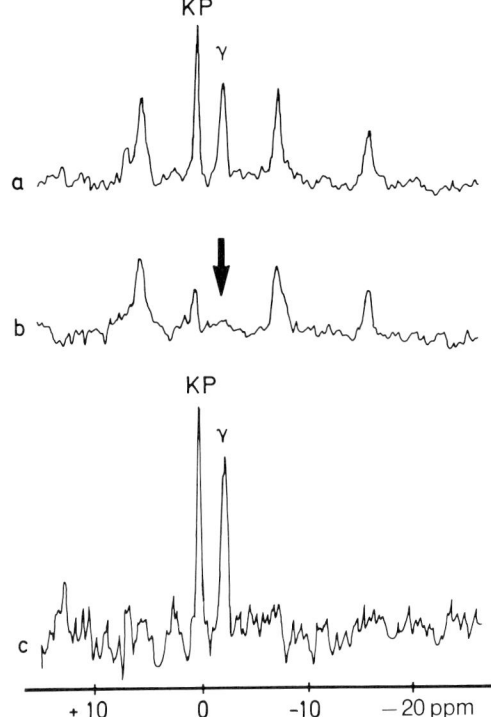

*Abb. 50 a–d.* [31]P-NMR-Sättigungsübertragung am isolierten, perfundierten Kaninchenherzen. Durch selektives Einstrahlen von Radiofrequenzenergie wird das γ-Phosphoratom des ATP vollständig gesättigt. In einem anschließend durchgeführten NMR-Experiment führt dies zum Verschwinden des Signals *(b)*. Da sich das γ-Phosphoratom des ATP mit dem Phosphoratom des Kreatinphosphats *(KP)* ständig austauscht, wird auch das KP-Signal in seiner Intensität geschwächt. Dies wird besonders im Differenzspektrum deutlich *(c)*, das durch Subtraktion der Spektren *(a)* und *(b)* erhalten wurde. Die quantitative Auswertung erlaubt Aussagen über die Geschwindigkeit der chemischen Reaktion. Reaktion von ATP mit Kreatin *(d)*

*d* Reaktion von ATP mit Kreatin

$$\text{Adenosin} - O - PO_2 - O - PO_2 - OPO_3 + \text{Kreatin} \rightarrow$$

$$\boxed{\text{ATP}} \qquad\qquad + \boxed{\text{K}}$$

$$\text{Adenosin} - OPO_2^{\ominus} - O - PO_3^{2\ominus} + \text{Kreatin} - O - PO_3^{2\ominus}$$

$$d \qquad \boxed{\text{ADP}} \qquad\qquad + \boxed{\text{KP}}$$

rend magnetisch gesättigt. Die erreichte Gleichverteilung der Kernmagnete dieses Atomkerns auf beide Energieniveaus führt bei einem anschließend durchgeführten NMR-Experiment zu einem Nullsignal (s. Abb. 19). Wird der gesättigte Atomkern durch eine chemische Reaktion chemisch umgewandelt, so überträgt sich die Sättigung auf das NMR-Signal, das der neuen chemischen Verschiebung entspricht. Somit kann man bei der Sättigungsübertragung von einer magnetischen Markierung sprechen.

Abbildung 50 demonstriert dies am Beispiel eines perfundierten Rattenherzens. Durch Einstrahlung der Resonanzfrequenz des γ-Phosphoratoms im ATP wird dieses Signal magnetisch gesättigt, so daß es im NMR-Spektrum nicht mehr beobachtet werden kann (Spektrum b). Gleichzeitig verringert sich auch die Intensität des Kreatinphosphatsignals. Da das γ-Phosphoratom des ATP rasch auf das Kreatin übertragen wird und sich somit in das Phosphoratom des Kreatinphosphats chemisch umgewandelt hat, wird die Sättigung des $\gamma$-$^{31}$P-Signals des ATP auf das KP-Signal übertragen und das $^{31}$P-Signal des KP in seiner Intensität reduziert. Während also die Messung der Konzentrationen aus den Signalintensitäten die Bestimmung der *Gleichgewichtskonstante* erlaubt, kann über eine genaue Auswertung des Sättigungsübertragungsexperiments die *Geschwindigkeit* der Hin- und Rückreaktion bestimmt werden.

Auf die gleiche Weise kann auch die Geschwindigkeit der Rückreaktion KP+ADP → ATP+K gemessen werden. Für das perfundierte Rattenherz ergeben sich unter physiologischen Bedingungen die jeweils angegebenen Reaktionsgeschwindigkeiten:

$$KP + ADP \rightarrow ATP + K \qquad 4{,}0 \; mmol/s$$

$$ATP + K \quad \rightarrow ADP + KP \qquad 2{,}9 \; mmol/s$$

$$ATP \qquad\quad \rightarrow ADP + P_a \qquad 1{,}1 \; mmol/s$$

Untersuchungen am präparierten Muskel oder an perfundierten Organen erlauben Rückschlüsse auf den Stoffwechsel von gesundem und krankem Gewebe unter verschiedenen physiologischen Bedingungen. Sie können die nichtinvasive NMR-spektroskopische Untersuchung einzelner Organe in situ jedoch nicht ersetzen. Hierzu müssen die Spektren einzelner Organe, z.B. der Leber, selektiv aufgenommen werden.

Im herkömmlichen Spektrometer ist das gesamte zu vermessende Objekt von der Sende-Empfangs-Spule umgeben (Abb. 51) und das aufgenommene Spektrum entspricht der Summe aller Atomkerne in dem von der Spule umschlossenen Volumen (Abb. 51a). Eine selektive Vermessung einzelner Organe in situ ist auf diese Weise nicht realisierbar. Man kann jedoch durch eine geschickte Anordnung von Zusatzspulen das Profil des Magnetfeldes so verändern, daß die Feldlinien ausschließlich innerhalb eines begrenzten Volumens parallel verlaufen und somit nur Atomkerne dieses Bereichs scharfe NMR-Signale ergeben (Abb. 51b). Mit dieser als „topical magnetic resonance" (topos = Ort) bezeichneten Technik gelingt es, innerhalb eines zu untersuchenden Objektes einen bestimmten Teilbereich NMR-spektroskopisch zu selektieren. Dies ist in Abb. 52 am Beispiel des $^{31}$P-NMR-Spektrums einer lebenden Ratte demonstriert, wobei der empfindliche Meßbereich in Höhe der Leber positioniert wurde. Die Magnetfeldprofilierung reduziert den empfindlichen Meßbereich auf einen Durchmesser von 2 cm. Im Unterschied zum normalen Spektrum des Gesamtabdomens weist das Spektrum nunmehr nur der Leber einen erheblich geringeren Kreatinphosphatanteil auf. Im Gegensatz zum Skelettmuskel wird der Stoffwechsel der Leber nicht unregelmäßigen und plötzlichen großen Belastungen ausgesetzt, so daß ein besonderer Vorrat an rasch verfügbarer chemischer Energie in Form von Kreatinphosphat nicht erforderlich ist. Für die kontinuierliche Stoffwechselarbeit der Leber reicht die ATP-Produktion über die normalen Wege völlig aus. Bei chirurgischer Unterbrechung der Blutversorgung zur Simulierung einer Ischämie zeigt das profilierte NMR-Spektrum folglich auch, daß die Zunahme des anorganischen Phosphats ausschließlich auf Kosten des ATP zustande gekommen ist.

Eine selektive Messung in situ kann auch mit Hilfe von sog. Oberflächenspulen realisiert werden. Die Oberflächenspule, deren schematische Wirkungsweise in

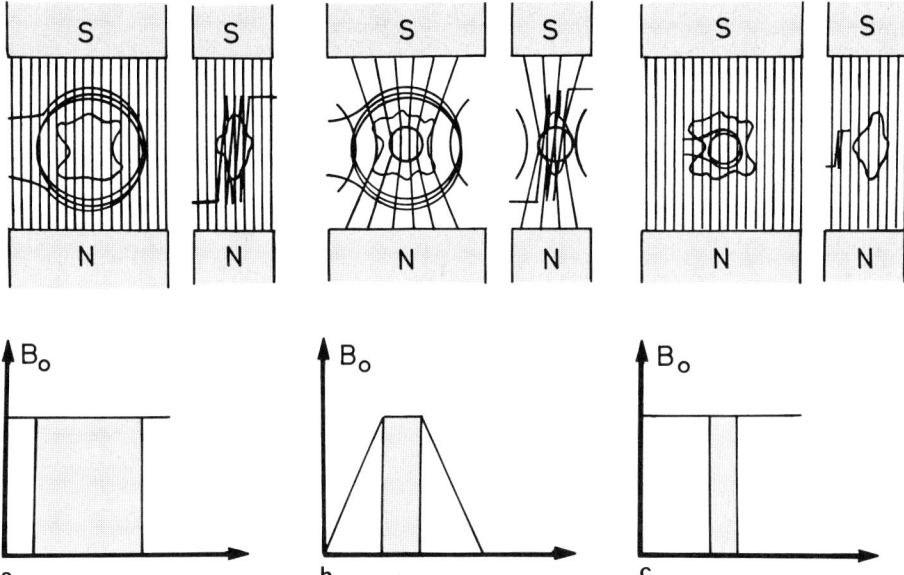

*Abb. 51 a–c.* Schematische Darstellung der NMR-Meßanordnung zur Untersuchung biologischer Systeme in vivo. *a* Herkömmliches NMR-Spektrometer. Die beobachtete Signalintensität entspricht der Gesamtkonzentration im von der Sende-Empfangs-Spule umschlossenen Volumen. *b* Topisches NMR-Spektrometer. Durch Zusatzspulen wird das Profil des Magnetfeldes so verändert, daß nur die Atomkerne in einem kleinen Bereich zu scharfen Signalen führen. *c* Oberflächenspulen. Durch geschickte Wahl der Spulengeometrie und Energieverteilung um die Spule kann ein gegrenzter Meßbereich ausgewählt werden

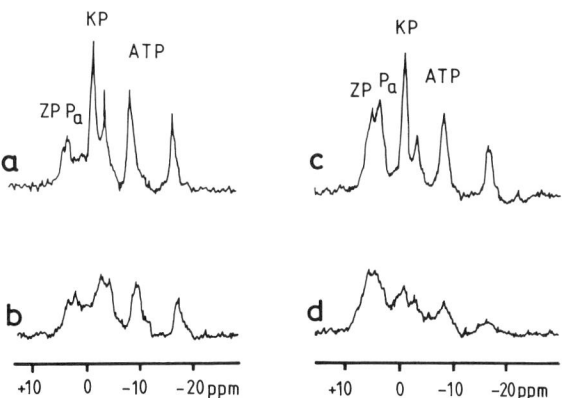

*Abb. 52 a–d.* [31]P-NMR-Spektren einer lebenden Ratte. Bei der Aufnahme wurde das Magnetfeld so profiliert, daß v. a. NMR-Signale der Leber gemessen wurden. *a* Normales Spektrum. *b* Spektrum nach Feldstärkeprofilierung, durch die der Meßbereich auf die Leber begrenzt ist. Die Selektivität kann am KP-Signal kontrolliert werden, da die Leber nur geringe Mengen an Kreatinphosphat enthält. *c* Normales Spektrum nach chirurgischer Unterbrechung der Blutversorgung der Leber. *d* Wie *c*, jedoch mit Feldstärkeprofilierung. [Nach Gordon RE et al. (1980) Nature 287: 367]

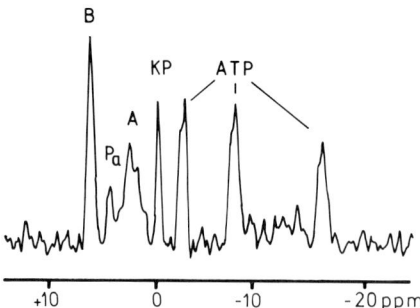

*Abb. 53.* $^{31}$P-NMR-Spektrum des Gehirns eines 17tägigen Säuglings. Meßbedingungen: Das NMR-Spektrum wurde mit Hilfe einer Oberflächenspule (Durchmesser 5 cm) unter gleichzeitiger Magnetfeldprofilierung gemessen. Der Meßbereich mit einem Durchmesser von 4 cm befand sich etwa 2 cm unterhalb der aufgelegten Oberflächenspule (Gesamtmeßvolumen ca. 30 cm$^3$) und erfaßte hauptsächlich die Lobi parietalis und temporalis. Insgesamt wurden 1 024 Pulse mit einer Repetitionszeit von 2,26 s gemessen (totale Meßzeit 38 min). Meßfrequenz 32,5 MHz. Die zusätzlich zu den Signalen des ATP, anorganischen Phosphats *(P$_a$)* und Kreatinphosphats *(KP)* auftretenden Signale *A* und *B* sind wahrscheinlich Glycerin-3-phosphorylcholin und Glycerin-3-phosphorylethanolamin *(A)* und Ribose-5-phosphat *(B)* zuzuordnen. Aus der Lage des P$_a$-Signals kann der intrazelluläre pH-Wert von 6,72 ± 0,11 bestimmt werden. Das den Zustand des Energiehaushaltes wiedergebende Verhältnis KP/P$_a$ betrug 1,7. [Nach Wilkie DR et al. (1983) Lancet I: 1059]

Abb. 51 c dargestellt ist, umschließt nicht das zu vermessende Objekt, sondern wird auf die Oberfläche des Körpers aufgelegt und mißt selektiv den zur Spule benachbarten Bereich. So kann beispielsweise durch Auflegen einer Oberflächenspule auf die Schädeldecke das $^{31}$P-NMR-Spektrum des Gehirns in vivo gemessen werden (Abb. 53).

Dieses Beispiel ist von besonderer Bedeutung, da gerade Messungen am Gehirn in vivo sonst äußerst schwierig sind. Der sich aus dem $^{31}$P-NMR-Spektrum ergebende In-vivo-Wert von 1,7 für das Verhältnis Kreatinphosphat : ATP ist höher als die bisher durch schnelles Einfrieren und anschließende chemische Analyse erhaltenen Werte. Das beweist, daß selbst die schonendsten Präparationstechniken zu irreversiblen Gewebeschäden führen, was eine Verfälschung der Meßergebnisse zur Folge hat. So konnte auch gezeigt werden, daß die Konzentration an anorganischem Phosphat in intakten Hirngeweben wesentlich geringer ist (1,5 mmol/l) als bisher angenommen wurde (4–5 mmol/l).

Bei der Ultraschallroutineuntersuchung eines 14tägigen Säuglings ohne klinischen Befund konnten diffuse Echodichten in der linken Hirnhälfte nachgewiesen werden. Die nach 22 Tagen aufgenommenen $^{31}$P-NMR-Spektren (Abb. 54) ergeben eine Reduktion des totalen Phosphorgehalts in der linken Hirnhälfte auf 40% und deutliche Unterschiede im KP-P$_a$-Verhältnis (links 0,8, rechts 1,4). Aus diesen Werten muß auf einen signifikanten Abbau von Gehirngewebe geschlossen werden. Im Alter von 4 Wochen wurde dieser Befund durch den Ultraschallnachweis einer großen porenzephalitischen Zyste bestätigt.

Als weiteres Beispiel für den Einsatz der NMR-Technik als quantitative Bestimmungsmethode werden in Tabelle 3 die Ergebnisse der $^{31}$P-NMR-Untersuchung des menschlichen Unterarms in vivo mit den Resultaten der biochemischen Analyse von Biopsiematerial verglichen. Beide Methoden liefern für die Summe der Kon-

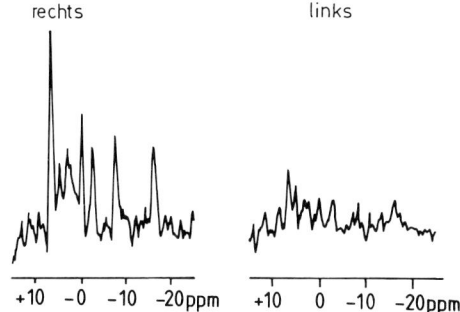

rechts                    links

+10  -0  -10  -20ppm     +10   0  -10  -20ppm

*Abb.54.* [31]P-NMR-Spektren des Gehirns eines 22tägigen Säuglings. Meßbedingungen s. Abb.53; 128 Pulse; Repetitionszeit 10,26 s. Die [31]P-NMR-Spektren beider Hirnhälften zeigen deutliche Unterschiede. Im Vergleich zur rechten beträgt der totale Phosphorgehalt der linken Hirnhälfte nur 40%. Diese Abnahme spiegelt einen Abbau von Hirngewebe wider, der im Zuge einer Ultraschalluntersuchung im Alter von 4 Wochen durch den Nachweis einer großen Zyste bestätigt werden konnte. [Nach Wilkie DR et al. (1983) Lancet I: 1059]

*Tabelle 3.* Quantitative Bestimmung von Phosphormetaboliten mit Hilfe der [31]P-NMR-Spektroskopie im Vergleich zur klassischen Methode nach Biopsie. (Nach Edwards et al. [69])

|         | [31]P-NMR [mmol/l] | Biopsie (mmol/l) |
| --- | --- | --- |
| ATP     | $5{,}1 \pm 0{,}1$  | $5{,}5 \pm 0{,}07$ |
| KP      | $28{,}5 \pm 0{,}4$ | $17{,}4 \pm 0{,}2$ |
| $P_a$   | $4{,}3 \pm 0{,}2$  | 10 |
| $KP + P_a$ | $32{,}8 \pm 0{,}4$ | $31{,}6 \pm 3{,}3$ |

zentrationen von anorganischem Phosphat und Kreatinphosphat ($P_a$ und KP) innerhalb der Fehlergrenzen identische Werte, während die individuellen Werte für $P_a$ und KP stark voneinander abweichen. Der wesentlich höhere Kreatinphosphatwert der [31]P-NMR-Untersuchung beweist die nach der Biopsie eingetretene Hydrolyse von Kreatinphosphat unter Bildung von Kreatin und anorganischem Phosphat.

Abschließend soll ein Beispiel die Anwendung der [31]P-NMR-Spektroskopie zur Untersuchung der Wirksamkeit von Pharmazeutika demonstrieren. Abbildung 55 zeigt die experimentelle Anordnung zur Untersuchung eines perfundierten Herzens mit Hilfe einer Oberflächenspule. Zur Simulierung eines lokalen Infarkts wurde die linke Koronararterie abgeklemmt. Das [31]P-NMR-Spektrum 40 min nach dem Infarkt beweist den nahezu vollständigen Zusammenbruch des Energiehaushalts des Herzgewebes. Wird das Herz vorher mit dem Kalziumantagonisten Verapamil behandelt, so zeigt das unter gleichen Bedingungen aufgenommene [31]P-NMR-Spektrum, daß sich der Energiehaushalt im Vergleich zum nichtbehandelten Herzen nach gleicher Infarktdauer in hervorragendem Zustand befindet.

Zusammenfassend kann festgestellt werden, daß mit der [31]P-NMR-Spektroskopie eine Methode zur Verfügung steht, mit der die Konzentrationen der Energieträ-

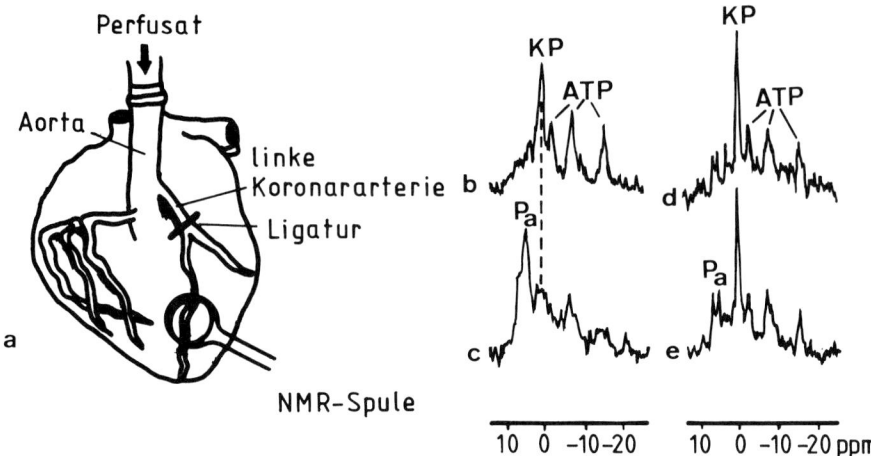

*Abb. 55a–e.* [31]P-NMR-Untersuchung am perfundierten Herzen mit einer Oberflächenspule. *a* Schematische Darstellung des lokalen Infarkts. *b* Spektrum eines gesunden, perfundierten Rattenherzens. *c* Spektrum nach lokalem Infarkt. *d* Spektrum eines gesunden, mit Verapamil behandelten Herzens. *e* Wie d, aber nach lokalem Infarkt. [Nach Nunnally RL u. Bottomley PA (1981) Science 211: 177]

ger der Zellen bestimmt werden können. Die bisher durchgeführten Untersuchungen mußten sich aus rein technischen Gründen auf Labortiere, menschliche Extremitäten und Säuglinge beschränken. Die Vielfalt der bereits durchgeführten Untersuchungen, die von der nichtinvasiven Messung des pH-Werts über den Nachweis irreversibler Gewebeschäden unter ischämischen Bedingungen bis zur Diagnose von Enzymmangelkrankheiten oder der Beurteilung von zu transplantierenden Organen reicht, läßt auf ein beträchtliches Potential der [31]P-NMR-Spektroskopie im humanmedizinischen Bereich schließen. Die notwendigen technischen Grundlagen und Methoden für Untersuchungen in situ, wie die Verwendung von profilierten Magnetfeldern („topical magnetic resonance") und Oberflächenspulen, sind bereits erarbeitet worden, so daß der Einsatz im klinischen Bereich allein von der Entwicklung leistungsfähiger Ganzkörpermagnete mit hohen Feldstärken abhängt. Wegen der extrem hohen Entwicklungs- und Herstellungskosten kann aus allgemein volkswirtschaftlichen Gründen jedoch nur einer *Kombination* von Ganzkörper-NMR-Spektrometer und -Tomograph eine realistische Chance im klinisch-diagnostischen Routinebetrieb eingeräumt werden. Von industrieller Seite werden entsprechende Entwicklungen bereits vorangetrieben.

*Literatur zu Kap. 1–3*

*Eine erste Einführung*

Rudolph J (1967) Physikalische Methoden in der Chemie: Kernmagnetische Resonanz 1 und 2. Chem i. U. Zeit 1: 77, 117

*Lehrbücher*

Abragam A (1961) The principles of nuclear magnetism. Clarendon, Oxford
Ein vor allem für Physiker geschriebenes Standardwerk
Becker ED (1980) High resolution NMR. Theory and chemical applications, 2nd edn. Academic
  Press, New York
Günther H (1983) NMR-Spektroskopie, 2. Aufl. Thieme, Stuttgart
Deutsches Standardwerk für chemisch orientierte Anwendungen der $^1$H-NMR-Spektroskopie
Shaw D (1976) Fourier transform NMR spectroscopy. Elsevier/North Holland, Amsterdam
Slichter CP (1978) Principles of magnetic resonance. Springer, Berlin Heidelberg New York

*Lehrbücher über biochemische Anwendungen der NMR-Spektroskopie*

Dwek RA (1973) Nuclear magnetic resonance in biochemistry. Oxford University Press, London
Govil G, Hosur RV (1982) NMR: Basic principles and progress, vol 20: Conformation of biological
  molecules: New results from NMR. Springer, Berlin Heidelberg New York
James TL (1975) Nuclear magnetic resonance in biochemistry: Principles and applications. Acade-
  mic Press, New York
Jardetzky O, Roberts GCK (1981) NMR in molecular biology. Academic Press, New York
Knowles PF, Marsh D, Rattle HWE (1976) Magnetic resonance of biomolecules. Wiley, London
Opella SJ, Lu P (1979) NMR and biochemistry. Dekker, New York Basel
Wüthrich K (1976) NMR in biological research: Peptides and proteins. North Holland, Amsterdam

*Monographien und Fortschrittsberichte*

*NMR in Biology.* Dwek RA, Campbell ID, Richards RE, Williams RJP (eds) Academic Press, Lon-
  don, 1977
*Biological applications of magnetic resonance.* Shulman RG Academic Press, New York, 1979
*NMR of intact biological systems.* Williams RJP, Andrew ER, Radda GK (eds) Philos Trans R Soc
  Lond [Biol] 289: 379–559 (1980)
*Magnetic resonance in biology.* Cohen JS. Wiley&Sons, New York, 1980
*NMR in medicine.* Damadian RR (Hrsg) Springer, Berlin Heidelberg New York, 1981
*Nuclear magnetic resonance and its applications to living systems.* Gadian DG, Oxford University
  Press, Oxford, 1982
*Noninvasive probes of tissue metabolism.* Cohen JS (ed) Wiley&Sons, New York, 1982

*Übersichtsartikel über In-vivo-NMR-Spektroskopie*

Shulman RG et al. (1979) Cellular applications of $^{31}$P and $^{13}$C nuclear magnetic resonance. Science
  205: 160
Burt CT, Cohen SM, Barany M (1979) Analysis of intact tissue with $^{31}$P NMR. Annu Rev Biophys
  Bioeng 8: 1
Hollis DP (1980) Phosphorus NMR of cells, tissues and organelles. Biol Magn Reson 2: 1
O'Neill IK, Richards CP (1980) Biological phosphorus-31 NMR spectroscopy. Annu Rep NMR
  Spectr 10A: 133
Gadian DG, Radda GK (1981) NMR studies of tissue metabolism. Annu Rev Biochem 50: 69
Shaw D (1981) In vivo chemistry with NMR. In: Kaufman L, Crooks LE, Margulis AR (eds) Nucl.
  Magn. Reson. Imaging Med. Igaku-Shoin, Tokyo, pp 147–183
Roberts JKM, Jardetzky O (1981) Monitoring of cellular metabolism by NMR. Biochim Biophys
  Acta 639: 53
Iles RA, Stevens AN (1982) NMR studies of metabolites in living tissue. Prog Nucl Magn Reson
  Spectrosc 15: 49
Gronenborn A, Roth K (1982) NMR-Spektroskopie in vivo. Chem i. U. Zeit 16: 1
Gordon RE, Hanley PE, Shaw D (1982) Topical magnetic resonance. Prog Nucl Magn Reson Spec-
  trosc 15: 1
Bradbury EM, Radda GK (1983) NMR techniques in medicine. Ann Intern Med 98: 514
Shulman RG (1983) NMR spectroscopy of living cells. Sci Am 248: 86
Shaw D (1983) In vivo topical magnetic resonance. Org Magn Reson 21: 225

*Ausgewählte Originalpublikationen*

*Herz*

*Studies of acidosis in the ischemic heart by phosphorus NMR.* Garlick P, Radda GK, Seeley JP, Biochem J 184: 547 (1979)

*NMR studies of cancer and heart disease.* Hollis DP, Bull Magn Reson 1: 27 (1979)

*NMR of phosphorus in the perfused heart.* Hollis DP, IEEE Trans Nucl Sci 27: 1250 (1980)

*Phosphorus-31 NMR studies of the energetic state and intracellular pH of the isolated rat heart during ischemia.* Rossi A et al., J Physiol (Paris) 76: 902 (1980)

*Studies of metabolism in the isolated, perfused rat heart using carbon-13 NMR.* Bailey IA et al., FEBS Lett 123: 315 (1981)

*The effects of reperfusion on the phosphorus-31 NMR spectrum of ischemic rat hearts.* Bailey IA et al., Biochem Soc Trans 9: 234 (1981)

*A phosphorus-31 NMR study of the effects of reflow on the ischemic rat heart.* Bailey IA et al., Biochim Biophys Acta 637: 1 (1981)

*A phosphorus-31 NMR study of metabolism in the hypoxic perfused rat heart.* Matthews PM, Biochem Soc Trans 9: 236 (1981)

*The steady-state rate of ATP synthesis in the perfused rat heart measured by phosphorus-31 NMR saturation transfer.* Matthews PM et al., Biochem Biophys Res Commun 103: 1052 (1981)

*Measurement of free magnesium in perfused and ischemic arrested heart muscle. A quantitative phosphorus-31 NMR and multiequilibrium analysis.* Wu ST et al., Biochemistry 20: 7399 (1981)

*Gated Sodium-23 NMR images of an isolated perfused working rat heart.* DeLayre IL et al., Science 212: 935 (1981)

*A phosphorus-31 NMR study of the metabolic and functional effects of changes in extracellular calcium on the isolated perfused rat heart.* Seymour AM et al., Biochem Soc Trans 9: 475 (1981)

*Assessment of pharmacological treatment of myocardial infarction by phosphorus-31 with surface coils.* Nunnally RL, Bottomley PA, Science 211: 177 (1981)

*A phosphorus-31 NMR saturation transfer study of the regulation of creatine kinase in the rat heart.* Matthews PM, Biochim Biophys Acta 721: 312 (1982)

*Effects of l- and d-propranolol on the ischemic myocardial metabolism of the isolated guinea pig heart, as studied by phosphorus-31 NMR.* Nakazawa M et al., J Cardiovasc Pharmacol 4: 700 (1982)

*The effects of insulin on myocardial metabolism and acidosis in normoxia and ischemia. A phosphorus-31 NMR study.* Bailey IA, Biochim Biophys Acta 720: 17 (1982)

*Phosphorus NMR spectroscopy of cardiac and skeletal muscles.* Ingwall JS, Am J Physiol 242: H 729 (1982)

*In vivo carbon-13 NMR studies of heart metabolism.* Neurohr KJ et al., Proc Natl Acad Sci USA 80: 1603 (1983)

*Niere*

*Study of rat kidney in vivo during hypovolemic shock by ³¹P-NMR.* Chan L et al., Biochem Soc Trans 9: 239 (1981)

*Phosphorus NMR study of the rat kidney in vivo.* Balaban RS et al., Kidney Int 20: 575 (1981)

*The role of intrarenal pH in regulation of ammoniagenesis: ³¹P-NMR studies of the isolated perfused rat kidney.* Ackerman JJH et al., J Physiol (Lond) 319: 65 (1981)

*Phosphorus-31 NMR analysis of the renal response to respiratory acidosis.* Freeman D et al., Biochem Soc Trans 10: 399 (1982)

*Energetics of sodium transport in the kidney. Saturation transfer phosphorus-31 NMR.* Freeman D et al., Biochim Biophys Acta 762: 325 (1983)

*Leber*

*Phosphorus-31 NMR studies on membrane phospholipids in microsomes, rat liver slices and intact perfused rat liver.* Kruijff BDe et al., Biochim Biophys Acta 600: 343 (1980)

*Effects of fructose on the energy metabolism and acid-base status of the perfused starved-rat liver: A ³¹P-NMR study.* Iles RA et al., Biochem J 192: 191 (1980)

*Direct proton and natural abundance carbon-13 NMR observation of liver changes induced by ethionine.* Block RE, Biochem Biophys Res Commun 108: 940 (1982)

*Metabolic interrelationships of intracellular pH measured by double-barrelled microelectrodes in perfused rat liver.* Cohen RD et al., J Physiol (Lond) 330: 69 (1982)

*Hepatic metabolism by phosphorus-31 NMR.* Iles RA, Griffiths JR, Biosci Rep 2: 735 (1982)

*Structure and metabolism of mammalian liver glycogen monitored by carbon-13 nuclear magnetic resonance.* Sillerud LO, Shulman RG, Biochemistry 22: 1087 (1983)

Muskelgewebe

*Studies of the biochemistry of contracting and relaxing muscle by the use of $^{31}$P-NMR in conjunction with other techniques.* Dawson MJ et al., Philos Trans R Soc Lond [Biol] 289: 445 (1980)

*Natural abundance carbon-13 NMR spectra of intact muscle.* Doyle DD et al., FEBS Lett 131: 147 (1981)

*High-resolution proton magnetic resonance spectra of muscle.* Yoshizaki K et al., Biochim Biophys Acta 678: 283 (1981)

*Phosphorus-31 NMR studies of energy metabolism and tissue pH in ischemic rat leg.* Thulborn KR, Biochem Soc Trans 9: 237 (1981)

*Mitochondrial regulation of phosphocreatin/inorganic phosphate ratio in exercising human muscle: A gated phosphorus-31 NMR study.* Chance B et al., Proc Natl Acad Sci USA 78: 6714 (1981)

*NMR analysis of intact tissue including several examples of normal and diseased human muscle determinations.* Glonek T et al., NMR in Medicine, Damadian R (ed) Springer, Berlin Heidelberg New York, 1980

*Simultaneous in vivo measurement of oxygen utilization and high-energy phosphate metabolism in rabbit skeletal muscle by Multinuclear proton and phosphorus-31 NMR.* Thulborn KR et al., J Magn Reson 45: 362 (1981)

*Generation of phosphodiesters during fast-to-slow muscle transformation. A phosphorus-31 NMR study.* Burt CT et al., Biochim Biophys Acta 721: 492 (1982)

*Phosphorus-31 NMR of contractile systems.* Barany M, Glonek T, Methods Enzymol 85: 624 (1982)

*Application of phosphorus-31 NMR spectroscopy to the study of striated muscle metabolism.* Meyer RA et al., Am J Physiol 242: C 1 (1982)

*Phosphorus-31 NMR studies of control of mitochondrial function in phosphofructokinase-deficient human skeletal muscle.* Chance B et al., Proc Natl Acad Sci USA 79: 7714 (1982)

*Preliminary observations on the metabolic responses to exercise in humans, using phosphorus-31 NMR.* Ross BD et al., Ciba Found Symp 87: 145 (1982)

*Nuclear magnetic resonance studies of forearm muscle in Duchenne dystrophy.* Newman RJ et al., Br Med J 284: 1072 (1982)

*Clinical use of NMR in the investigation of myopathy.* Edwards RHT et al., Lancet I: 725 (1982)

*Quantitation of lactid acid in caffeine-contracted and resting frog muscle by high resolution natural abundance carbon-13 NMR.* Doyle DD, Barany M, FEBS Lett 140: 237 (1982)

Gehirn

*Localized noninvasive detection and description of ischemic cerebral damage using NMR.* Fossel ET, Ingwall JS, Cerebrovasc Dis 12: 91 (1981)

*Cerebral energy metabolism in rats studied by phosphorus nuclear magnetic resonance using surface coils.* Bottomley PA et al., Magn Reson Imaging 1: 81 (1982)

*Phosphorus-31 NMR saturation transfer measurements of the steady state rates of creatin kinase and ATP synthease in the rat brain.* Shoubridge EA et al., FEBS Lett 140: 288 (1982)

*Developmental changes of creatine kinase metabolism in rat brain.* Nowood WI et al., Am J Physiol 244: C 205 (1983)

*In vivo phosphorus-31 NMR studies on experimental cerebral infarction.* Naruse S et al., Jpn J Physiol 33: 19 (1983)

*Non-invasive investigation of cerebral metabolism in newborn infants by phosphorus nuclear magnetic resonance spectroscopy.* Cady EB et al., Lancet I (8333): 1059 (1983)

Tumorgewebe

*Use of the NMR of nuclei other than proton in tumor studies.* Granger P, J Biophys Med Nucl 5: 137 (1981)

*Phosphorus-31 NMR investigation of solid tumors in the living rat.* Griffiths JR et al., Biosci Rep 1: 319 (1981)

*Human tumors as examined by in vivo phosphorus-31 NMR in athymic mice.* Evanochko WT et al., Biochem Biophys Res Commun 109: 1346 (1982)

*Phosphorus-31 NMR spectroscopy of in vivo tumors.* Ng TC et al., J Magn Reson 49: 271 (1982)

*NMR studies of tumors.* Griffiths JR, Iles RA, Biosci Rep 2: 719 (1982)

# 4 NMR-Tomographie[5]

Die Entwicklung einer Tomographietechnik auf der Basis des NMR-Experiments ist ohne Zweifel die interessanteste und vielversprechendste Neuerung der letzten Jahre bei den bildgebenden Verfahren. Bereits die ersten industriell hergestellten Geräteprototypen ergeben NMR-Tomogramme des menschlichen Körpers, die – verglichen mit den (Röntgen-)Computertomogrammen der ersten Generation – von hervorragender Qualität sind. Zudem ist die NMR-Tomographie mit keinerlei Strahlenbelastung für den Patienten verbunden, so daß dieses Verfahren mit Recht von Anfang an nicht nur das starke Interesse der Fachwelt, sondern auch der breiten Öffentlichkeit gefunden hat. Dennoch muß bei diesem noch in der Entwicklung befindlichen Verfahren vor übersteigerten Erwartungen gewarnt werden. Erst die sich nunmehr anschließende klinische Erprobung der NMR-Tomographie – auch im direkten Vergleich mit anderen etablierten Verfahren – wird letztlich darüber entscheiden, ob diese Methode in den klinisch-diagnostischen Routinebetrieb übernommen wird.

Eine besondere Schwierigkeit bei der Interpretation von NMR-Tomogrammen liegt in dem komplexen Zusammenhang zwischen den gemessenen Bildintensitäten und den NMR-relevanten Gewebeeigenschaften wie Wassergehalt, Relaxationszeiten und Strömungsgeschwindigkeit (in Gefäßen). Die optimale Interpretation eines NMR-Tomogramms und die Wahl der Aufnahmebedingungen setzt somit die genaue Kenntnis der physikalischen Zusammenhänge voraus. Daher steht – neben der Demonstration der Leistungsfähigkeit der NMR-Tomographie an einigen ersten klinisch-diagnostischen Anwendungsbeispielen – v.a. die möglichst einfache Darstellung dieser Grundlagen im Vordergrund der folgenden Einführung.

## 4.1 Grundlagen des bildgebenden Verfahrens

Alle bisherigen kommerziell entwickelten NMR-Tomographiesysteme basieren allein auf der Messung des NMR-Signals des Gewebswassers. Dies hat seinen Grund in der hohen NMR-Empfindlichkeit des Wasserstoffatoms und v.a. in der hohen Wasserkonzentration des Gewebes: Der Mensch besteht bekanntlich zu 75% aus Wasser. Somit wollen wir bei unseren Betrachtungen von einem NMR-Spektrum des Gewebes ausgehen, das nur ein einziges Signal, das des Gewebswassers enthält.

---

5 Für bildgebende NMR-Verfahren sind insbesondere im englischsprachigen Raum eine ganze Reihe von Synonymen im Gebrauch: NMR imaging, spin imaging, spin mapping, NMR-zeugmatography und NMR-tomography. Da die Bedeutung dieser Begriffe etwas variiert und nicht einheitlich verwendet wird, steht im Rahmen dieses Buchs der Begriff NMR-Tomographie für alle bildgebenden Verfahren

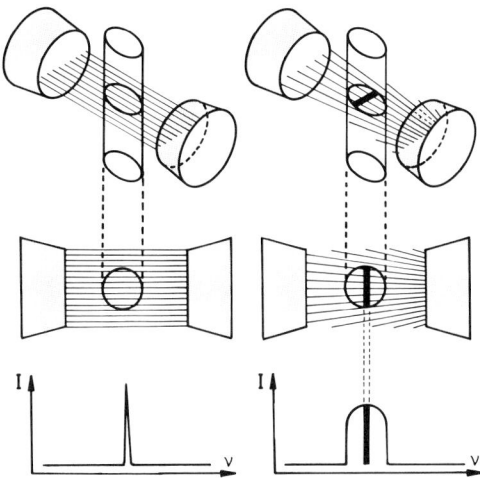

*Abb. 56.* Physikalische Grundlage der NMR-Tomographie. Im herkömmlichen NMR-Experiment eines wassergefüllten Röhrchens *(links)* in einem homogenen Magnetfeld $B_0$ besitzen alle Kerne unabhängig von ihrer räumlichen Lage die gleiche Resonanzfrequenz $v_0$. Das NMR-Tomographie-Experiment wird dagegen in einem inhomogenen Magnetfeld durchgeführt. Hierzu wird einem homogenen Grundmagnetfeld ein sich mit einer Raumrichtung linear änderndes Zusatzmagnetfeld (Gradient) überlagert. Die Atomkerne zeigen in diesem Magnetfeld entsprechend ihrer räumlichen Lage unterschiedliche Resonanzfrequenzen. Auf dieser Verknüpfung zwischen Ort und Resonanzfrequenz beruht das bildgebende NMR-Verfahren

In einem herkömmlichen NMR-Experiment befindet sich das zu untersuchende Objekt in einem möglichst homogenen Magnetfeld, d.h., an allen Orten des Meßbereichs herrscht die gleiche Magnetfeldstärke. In diesem Fall besitzen alle Wasserstoffatome des Gewebswassers die gleiche Resonanzfrequenz, unabhängig von ihrer räumlichen Lage im untersuchten Objekt. Die Resonanzfrequenz $v$ und die Magnetfeldstärke $B_0$ sind über die Larmor-Beziehung (s. 2.1) miteinander verknüpft.

$$v_0 = \frac{\gamma}{2\,\pi}\,B_0, \tag{10}$$

wobei $\gamma$ eine kernspezifische Konstante das „gyromagnetische Verhältnis" ist.

Betrachten wir zunächst das NMR-Experiment am Beispiel eines wassergefüllten Röhrchens (Abb. 56).

Durch Einstrahlen von Radiofrequenzenergie mit der Resonanzfrequenz des Wassers kommen gleichzeitig *alle* Wasserstoffatome in dem in Abb. 56 als Ebene idealisiert dargestellten Meßbereich zur Resonanz. Das daraus resultierende Spektrum enthält folglich nur ein scharfes Wassersignal. Beim bildgebenden Verfahren wird dem homogenen Magnetfeld $B_0$ (Grundfeld) ein sich mit einer Raumrichtung linear änderndes Zusatzfeld ($B_x$-, $B_y$- oder $B_z$-Magnetfeldgradient) überlagert. Die Wasserstoffatome in der Meßebene spüren je nach ihrer Lage verschiedene Magnetfeldstärken, woraus nach der Larmor-Beziehung (Gl. 3) unterschiedliche Resonanzfrequenzen resultieren. Dies führt insgesamt zu einer Verbreiterung des Wassersignals. Die Signalintensität an einer bestimmten Stelle $v_0$ im Spektrum ent-

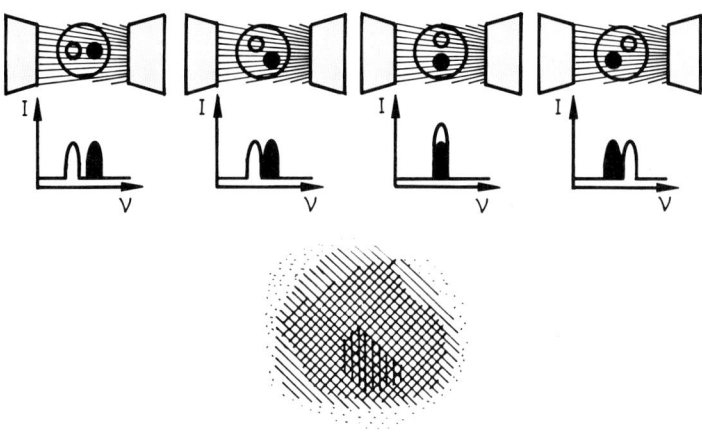

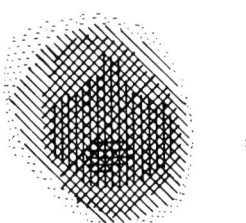

*Abb. 57.* Meßprinzip der NMR-Tomographie. Die durch die lineare Änderung des Magnetfeldes bedingte Verknüpfung der örtlichen Lage mit der Resonanzfrequenz entspricht bildlich einer Projektion der Wasserverteilung im Objekt auf die Frequenzachse des resultierenden Spektrums. Aus mehreren durch Drehung des Objekts oder des Magnetfeldgradienten gemessenen Einzelprojektionen läßt sich mit Hilfe eines Computers ein Schnittbild berechnen. Dieses von Lauterbur im Jahre 1973 aufgenommene Schnittbild zweier wassergefüllter Glasröhrchen (Durchmesser etwa 1 mm) ist das erste NMR-Tomogramm. [Nach Lauterbur PC (1973) Nature 242: 190]

spricht der Anzahl derjenigen Wasserstoffatome, die einer der Resonanzbedingung gerade entsprechenden Magnetfeldstärke $B_0$ ausgesetzt sind. Bei der sich linear ändernden Magnetfeldstärke ist die Signalintensität somit ein direktes Maß für den Wassergehalt längs einer Schnittlinie durch das Meßobjekt. Mit anderen Worten: Durch das sich linear ändernde Magnetfeld wird die Wasserkonzentration auf die Frequenzachse des NMR-Spektrums projiziert. *Diese Verknüpfung zwischen Resonanzfrequenz und dem Ort des Wasserstoffkerns ist die Grundlage des bildgebenden NMR-Verfahrens.*

Aus einer einzigen Projektion läßt sich noch kein Schnittbild berechnen; dazu sind mehrere Projektionen aus verschiedenen Richtungen nötig.

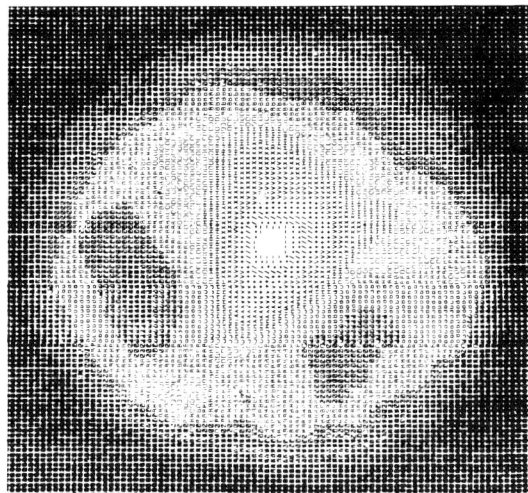

*Abb. 58.* Axiales NMR-Tomogramm einer lebenden Maus. Das Schnittbild durch den Thorax einer anästhesierten Maus wurde im Jahre 1974 von Lauterbur aufgenommen und ist das erste NMR-Tomogramm eines intakten Lebewesens. Trotz der geringen Auflösung sind beide luftgefüllten Lungenflügel deutlich erkennbar. [Aus Lauterbur PC (1974) Pure Appl Chem 40: 149]

Besteht das Objekt nunmehr aus 2 wassergefüllten Röhrchen, so erhält man je nach Orientierung des Objekts im Magnetfeld unterschiedliche Spektren. Aus der Vielzahl der durch Drehen des Objekts erhaltenen Projektionen kann die örtliche Wasserverteilung in der Meßebene des Objekts mit Hilfe eines Rechners rekonstruiert werden.

Man erhält dann beispielsweise das in Abb. 57 gezeigte NMR-Tomogramm. Dieses 1973 von Lauterbur veröffentlichte „Wasserschnittbild" von 2 wassergefüllten Kapillaren war das erste NMR-Tomogramm.

Bereits ein Jahr nach der bahnbrechenden Erstpublikation untersuchte Lauterbur eine lebende, während der Messung anästhesierte Maus. Im NMR-Tomogramm des Thorax erkennt man trotz der geringen Auflösung die beiden dunkel abgebildeten, luftgefüllten Lungenflügel (Abb. 58).

## 4.2 Bildrekonstruktion

Im folgenden werden die theoretischen Grundlagen der Bildrekonstruktion behandelt, die für das Verständnis der Arbeitsweise des NMR-Tomographen und für eine fundierte Interpretation des NMR-Tomogramms unbedingte Voraussetzung sind. Hierzu sind Verfeinerungen der in Kap. 2 entwickelten bildlichen Vorstellungen unumgänglich. Derjenige Leser, der sich zunächst nur einen Überblick über die praktische Leistungsfähigkeit der NMR-Tomographie als bildgebendes Verfahren verschaffen will, sollte dieses Kapitel zunächst überschlagen.

Bei der (Röntgen-)Computertomographie wird die Meßebene durch die Richtung und Bündelung des verwendeten Röntgenstrahls definiert. Im Gegensatz dazu erfaßt eine normale Sende-Empfangs-Spule in einem NMR-Meßsystem nicht das Signal einer bestimmten Ebene sondern des gesamten von ihr umschlossenen Volumens. Die resultierende Signalintensität im Spektrum entspricht daher nicht der mittleren Wasserstoffkernkonzentration in einer definierten Meßebene sondern stets dem Mittelwert über den gesamten umschlossenen Volumenbereich.

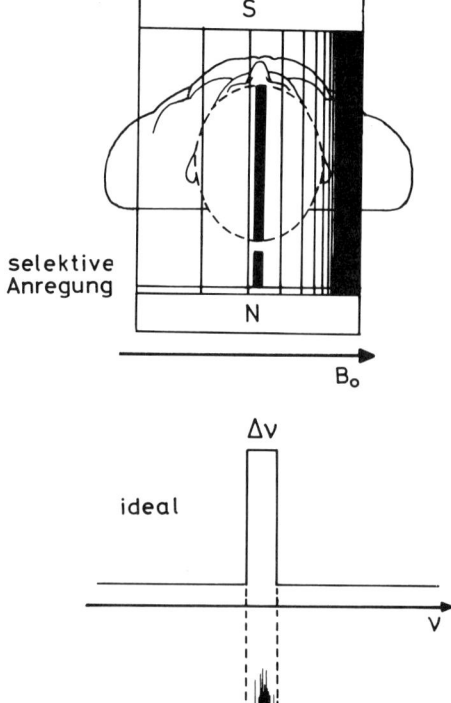

*Abb. 59.* Konstruktion der Meßebene durch selektive Anregung. Nach Anlegen eines linearen Magnetfeldgradienten kann eine bestimmte (hier sagittale) Meßebene durch selektive Anregung ausgewählt werden, da nur für die Atomkerne in dieser Ebene die Resonanzbedingung erfüllt wird. Die selektive Anregung mit dem Frequenzband $\Delta v$ wird auf elektronischem Wege erreicht und entspricht in der tatsächlichen Energieverteilung nahezu der idealen Rechteckform

Zur Lösung des Problems der Definition einer exakten Schnittebene sind eine Vielzahl von im Detail recht komplizierten Verfahren erarbeitet worden. Im folgenden sollen jedoch nur die wichtigsten Methoden der Schnittbildkonstruktion behandelt werden.

## 4.2.1 Auswahl der Bildebene

Das einfachste Verfahren zur Definition einer Meßebene ist die selektive Anregung einer Objektebene. Abbildung 59 verdeutlicht dies schematisch.

Das zu untersuchende Objekt wird in ein Magnetfeld gebracht, das durch Überlagerung eines linearen Magnetfeldgradienten in einer Raumrichtung zunimmt. Der eingestrahlte selektive Anregungspuls wird elektronisch so gesteuert, daß er nur Komponenten eines schmalen Frequenzbandes enthält. Dadurch werden nur Atomkerne in der Schicht angeregt, in der die zur Erfüllung der Resonanzbedingung entsprechende Magnetfeldstärke gemäß Gl. 10 herrscht.

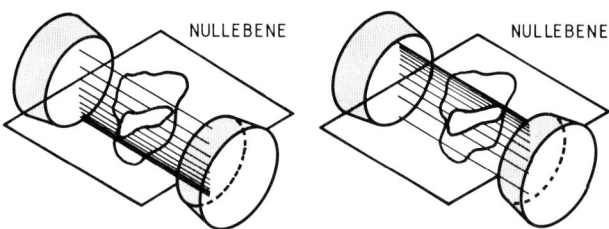

*Abb. 60.* Konstruktion der Meßebene durch Modulation des Magnetfeldgradienten. In inhomogen aufgebauten biologischen Proben muß zunächst eine Meßebene konstruiert werden. Durch Anlegen eines zeitlich veränderlichen Zusatzmagnetfeldes, das ständig in seiner Richtung umgepolt wird (Modulation), wird erreicht, daß nur Atomkerne in der Nullebene einem zeitlich konstanten Feld ausgesetzt sind und somit zum gemessenen Signal beitragen

Eine weitere technisch realisierbare Möglichkeit, eine definierte Meßebene zu definieren, besteht im Einsatz zeitlich veränderlicher Magnetfeldgradienten.

Ändert man nun periodisch Richtung und Größe dieses Zusatzfeldes (Modulation), d.h., polt man bildlich gesprochen das Zusatzmagnetfeld mit einer bestimmten Frequenz ständig um, so sind nur die Wasserstoffkerne in der sog. Nullebene einem konstanten Magnetfeld $B_0$ ausgesetzt und tragen zur Signalintensität bei, während die Signalkomponenten außerhalb dieser Ebene wegen ständiger zeitlicher Veränderlichkeit des Magnetfeldes ausgefiltert werden.

### 4.2.2 Bildaufbau durch Rückprojektion

Nach Festlegung der Bildebene erfolgt die Messung der Einzelprojektionen. Aus praktischen Gründen wird bei medizinischen Anwendungen nicht wie in Abb. 57 schematisch dargestellt das Objekt in einem konstanten Magnetfeldgradienten gedreht, sondern die Richtung des Magnetfeldgradienten wird sukzessive in der Meßebene um das feststehende Objekt gedreht und bei jedem Schritt eine Einzelprojektion gemessen. Die stufenweise Richtungsänderung des Magnetfeldgradienten entspricht der Rotation der Röntgenquelle in der Computertomographie (Abb. 61).

Zur Berechnung des Bildes aus den verschiedenen Einzelprojektionen kann man sich geeigneter mathematischer Verfahren bedienen, wobei im einfachsten Fall ein Maß für die Wassermenge in jedem Bildelement durch Addition der entsprechenden Signalintensitäten der Einzelprojektionen erhalten wird (Abb. 62).

Der Nachteil dieses Verfahrens ist offensichtlich: Ein Punkt im Objekt wird in der Rückprojektion als Stern abgebildet. Die Qualität der Bildrekonstruktion kann jedoch durch die Anwendung geschickt gewählter mathematischer Operationen (gefilterte Rückprojektion) stark verbessert werden. Abbildung 63 zeigt dies anhand eines NMR-Tomogramms eines geeigneten Phantoms.

Das NMR-Tomogramm, in dem keine sternförmigen Artefakte auftreten, dokumentiert die Abbildungstreue des eingesetzten Bildrekonstruktionsverfahrens.

Ein weiterer Vorteil der NMR-Tomographie gegenüber der (Röntgen-)Computertomographie wird ebenfalls deutlich. Bei der Verwendung von Röntgenstrahlen können große Dichtesprünge wie an den Grenzflächen zwischen Luft und Kno-

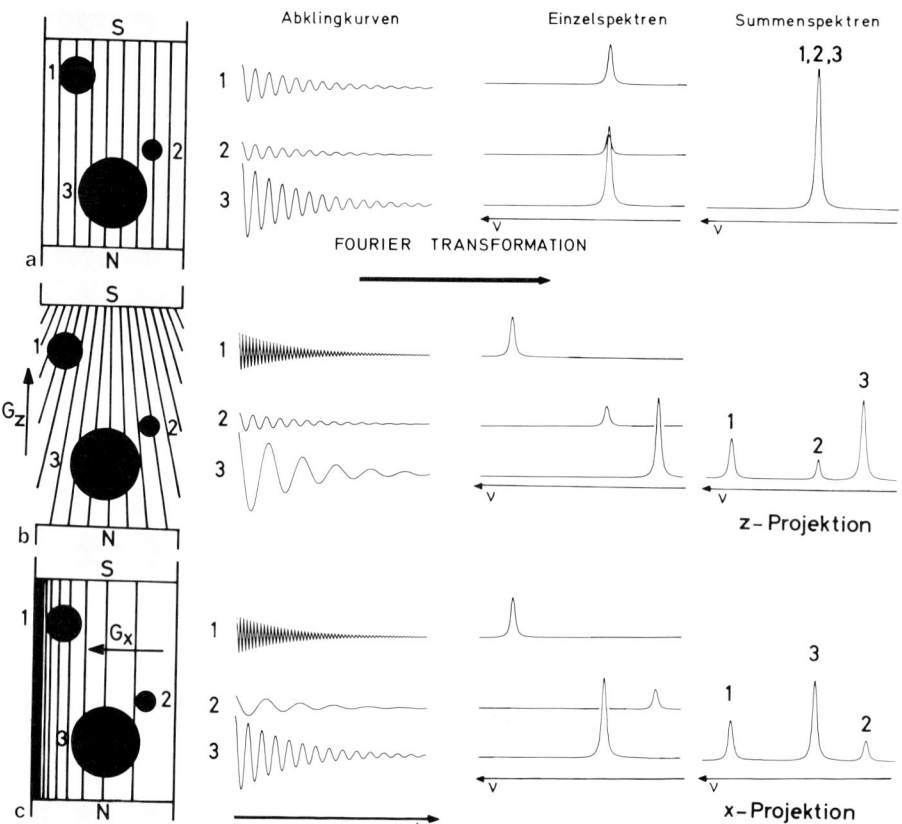

*Abb.61a–c.* Messung der Einzelprojektionen. *a* Im homogenen Magnetfeld zeigen alle Atomkerne unabhängig von ihrer Lage im Objekt nur eine Resonanzfrequenz. Die hypothetischen Einzelabklingkurven und -spektren der wassergefüllten Röhrchen des Phantoms unterscheiden sich daher nur in ihrer Intensität, so daß das allein meßbare Summenspektrum aus einem einzigen Signal besteht. *b* Bei Anlegen eines z-Gradienten nimmt die Magnetfeldstärke und damit die Resonanzfrequenz in der Reihenfolge *3-2-1* zu, und das Spektrum des Gesamtobjekts entspricht einer Projektion des Objekts auf die z-Achse. *c* Bei Anlegen eines x-Gradienten nimmt die Magnetfeldstärke in der Reihenfolge *2-3-1* zu, und das resultierende Spektrum entspricht einer Projektion des Objekts auf die x-Achse

chenstrukturen oder stark absorbierende Fremdkörper wie bariumhaltige Kontrastmittel im Gastrointestinaltrakt Artefakte hervorrufen, die eine Bildauswertung stark erschweren. In dem Phantom, das der Abb.61 zugrundeliegt, tritt an den Grenzflächen Wasser/Glas der für die NMR-Tomographie größte Intensitätssprung auf (Übergang von 100% auf 0% Wasser). Hier beweist das NMR-Tomogramm die fehlerfreie Abbildung dieser für die NMR-Tomographie extremsten Dichtesprünge.

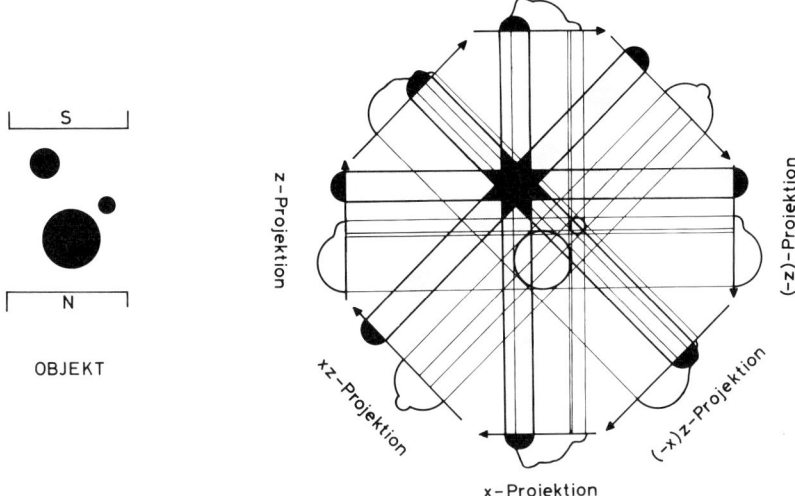

x-Projektion

*Abb. 62.* Bildaufbau durch Rückprojektion. Die Einzelprojektionen können in einem Rechner in eine Bildmatrix rückprojiziert werden. Im einfachsten Verfahren werden die Intensitäten der entsprechenden Signale für jedes Bildelement aufsummiert, wobei sternförmige Artefakte auftreten. Im dargestellten Beispiel werden neben der x- und z-Projektion (s. Abb. 59) weitere Projektionen verwendet. Diese Projektionen werden in entsprechend gerichteten Gradientenfeldern gemessen, wobei die Gradientenrichtung in der x-z-Ebene durch Mischen verschieden großer x- und z-Gradienten beliebig verändert werden kann. (Zur besseren Übersicht wird die Rückprojektion nur an einem Signal des Phantoms demonstriert)

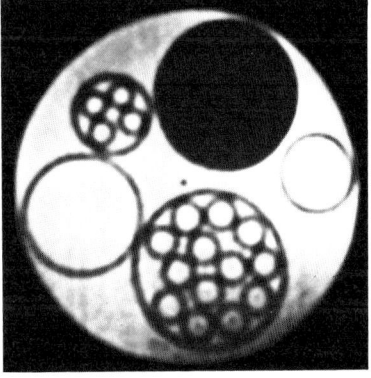

*Abb. 63.* NMR-Tomogramm eines Phantoms aus verschiedenen, z.T. mit Wasser gefüllten Glasröhrchen. Die artefaktfreie Darstellung der Grenzflächen Wasser/Glas beweist sowohl die Abbildungstreue des gewählten Bildrekonstruktionsverfahrens (gefilterte Rückprojektion) als auch die meßtechnische Bewältigung extremster Konzentrationssprünge. In der Grauskala wird reines Wasser weiß, Glas und Luft schwarz abgebildet. Der Gesamtdurchmesser des Phantoms betrug 23 mm, die Wandstärke der Röhrchen 0,2–0,3 mm. (Aufnahme: Bruker, Karlsruhe)

## 4.2.3 Bildaufbau durch zweidimensionale Fourier-Transformation

Im Gegensatz zu dem in der Computertomographie bewährten Verfahren der gefilterten Rückprojektion ist die zweidimensionale Fourier-Transformationstechnik als Methode zur Bildrekonstruktion eine NMR-spezifische Entwicklung.

Zum einfacheren Verständnis betrachten wir zunächst das NMR-Experiment mit einem wassergefüllten Röhrchen im inhomogenen Magnetfeld (Abb. 64).

Zunächst wird nach dem Einstrahlen des Anregungspulses ein Magnetfeldgradient in x-Richtung angelegt. Nach einer Zeitspanne $T_E$ wird der Gradient von der

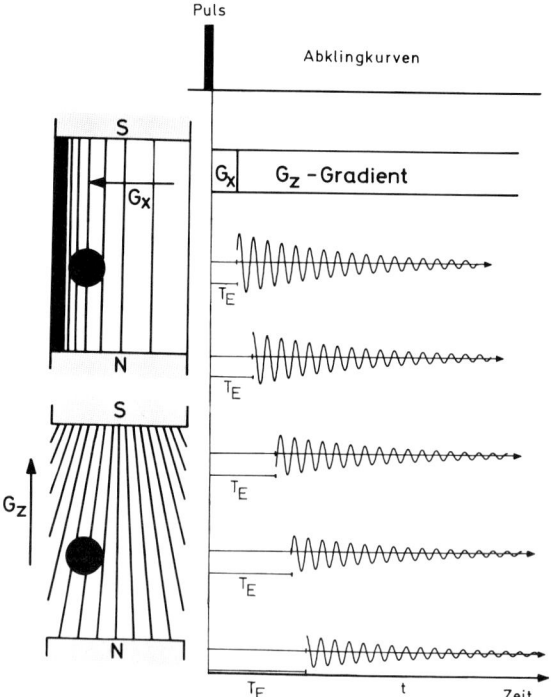

*Abb. 64.* Messung der Abklingkurven im Magnetfeld mit geschalteten Gradienten. Nach Einstrahlen des Anregungspulses wird zunächst während einer Wartezeit *(T_E)* ein Magnetfeldgradient in x-Richtung *(G_X)* angelegt. Anschließend wird der Magnetfeldgradient in die z-Richtung *(G_Z)* umgeschaltet und erst jetzt beginnt die Messung der Abklingkurve

x- in die z--Richtung umgeschaltet und die Abklingkurve gemessen.[6] Die Resonanzfrequenz dieser Abklingkurve hängt allein von der örtlichen Lage des Röhrchens im Magnetfeld mit $G_z$-Gradient ab. Hingegen wird die Signalintensität am unmittelbaren Anfang der Abklingkurve (die sog. Phase) durch die Resonanzfrequenz des Objekts während der Zeit $T_E$ bestimmt, d.h., die gemessene Abklingkurve enthält sowohl Informationen über die physikalischen Bedingungen während der Zeit t ($G_z$-Gradient) als auch während der Zeit $T_E$ ($G_x$-Gradient).

Beim zweidimensionalen Bildrekonstruktionsverfahren wird nun die Wartezeit $T_E$, in der ein $G_x$-Gradient wirkt, schrittweise variiert. Jede so erhaltene Abklingkurve ist eine Funktion der beiden Zeiten $T_E$ und t. Durch Kombination aller Abklingkurven kann man in Erweiterung der normalen eindimensionalen [I = f(t) ⇒ I = f($\nu$)] eine zweidimensionale Fourier-Transformation [I = f-($T_E$, t) ⇒ I = f($\nu_E$, $\nu$)] durchführen, wobei n Abklingkurven n verschiedene Spektren ergeben (Abb. 65).

Das zweidimensionale Spektrum spiegelt bezüglich der $\nu_E$- bzw. $\nu$-Achse die physikalischen Bedingungen während der Zeiten $T_E$ bzw. t wider. Da sich das Meßobjekt während der Zeiten $T_E$ und t in Gradientenfeldern jeweils in x- und z-Richtung befand, entspricht das zweidimensionale Spektrum in der $\nu_E$-Achse einer

---

6 Zwischen dem Ende des Anregungspulses und dem Beginn der Messung werden durch einen zusätzlichen Inversionspuls ein Spinecho erzeugt und die Gradienten in komplizierterer Weise geschaltet. Für das Verständnis des Prinzips der zweidimensionalen NMR-Technik sind diese – für die praktische Durchführung allerdings essentiellen – Details nicht erforderlich

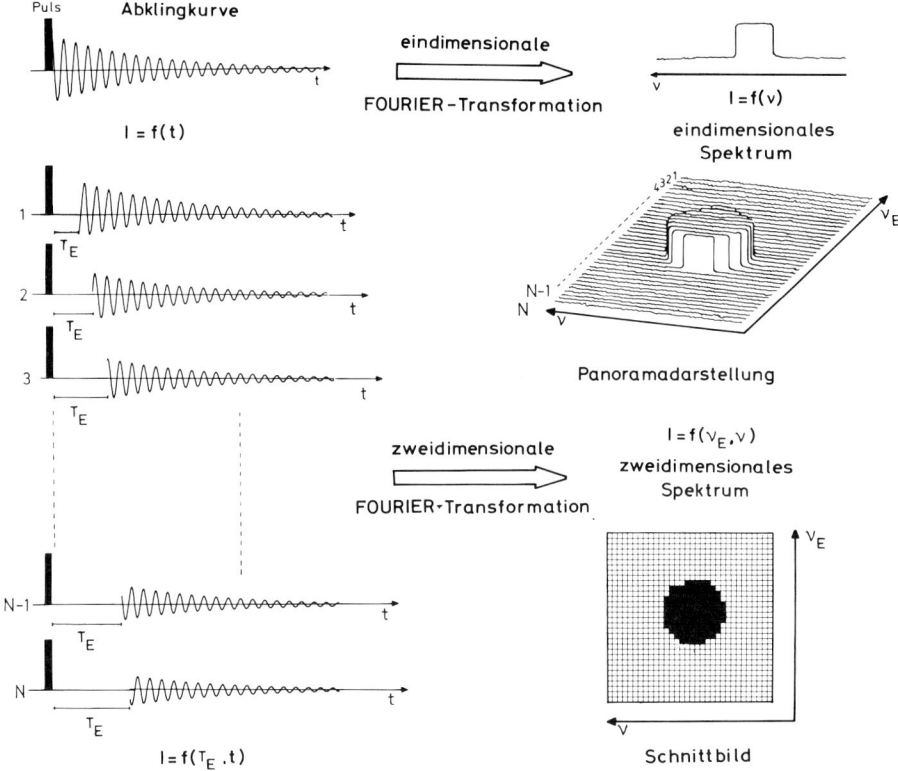

*Abb. 65.* Die zweidimensionale Fourier-Transformation. In Erweiterung der eindimensionalen Fourier-Transformation, die eine Abklingkurve I = f (t) in eine Spektrum I = f (v) umrechnet, führt eine zweidimensionale Fourier-Transformation von Abklingkurven, die eine Funktion von 2 Zeiten ($T_E$ und t) sind, zu einem Spektrum, das von 2 Frequenzen ($v_E$ und $v$) abhängt. Das berechnete sog. zweidimensionale NMR-Spektrum wird entweder als Panoramabild durch stufenweise versetzt dargestellte Einzelspektren oder als Schnittbild mit Angabe der Intensität jedes Bildpunktes in einer Grau- oder Farbskala dargestellt

Projektion in x-Richtung und bezüglich der $v$-Achse einer Projektion in z-Richtung. Mit anderen Worten: Wenn das Meßobjekt während der Zeiten $T_E$ und t 2 senkrecht aufeinanderstehenden Gradienten (z. B. $G_x$ und $G_z$) ausgesetzt ist, beschreibt das zweidimensionale Spektrum die Wasserverteilung in der x-z-Ebene des Objekts und die Schnittbilddarstellung ist das NMR-Tomogramm (Abb. 66).

## 4.3 Messung der Relaxationszeiten

Bereits in 2.3 wurde dargestellt, daß biologische Gewebe – aus NMR-spektroskopischer Sicht – nicht nur durch den Wassergehalt, sondern auch durch die beiden Relaxationszeiten bestimmt werden. Beide Relaxationszeiten $T_1$ und $T_2$ beschreiben die Wechselwirkung des Gewebswassers mit den anderen Zellbestandteilen und

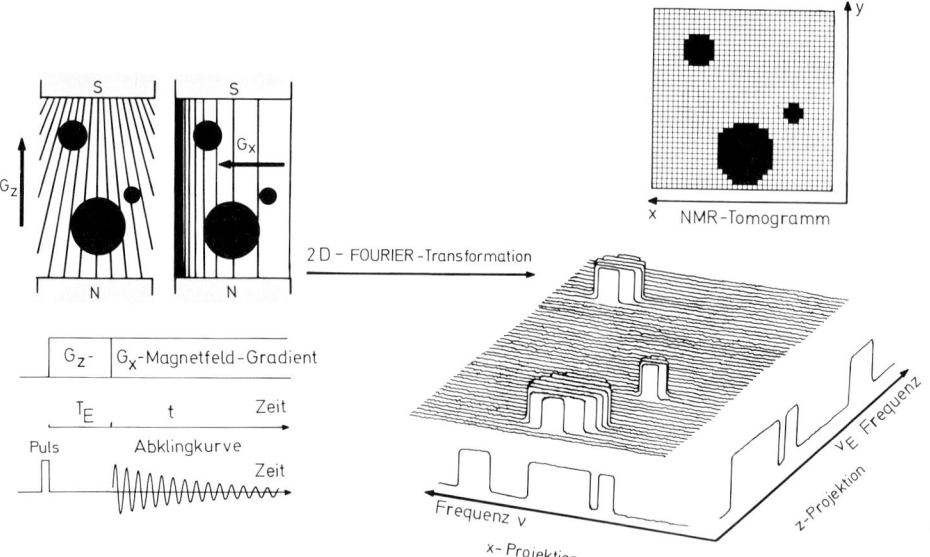

Abb. 66. Bildkonstruktion durch zweidimensionale Fourier-Transformation. Die beiden Frequenz-achsen $\nu_E$ und $\nu$ im zweidimensionalen Spektrum spiegeln die physikalischen Bedingungen während der Zeiten t und $T_E$ wider. Werden während beider Zeiten unterschiedlich gerichtete Gradienten (z. B. $G_z$ und $G_x$) angelegt, so ist das Spektrum ein Bild der Wasserverteilung in der x-z-Ebene des Objekts

sind daher für jede Gewebeart charakteristisch. Da sich $T_1$ und $T_2$ bei vielen pathologischen Prozessen ändern, kann es u. U. nützlich sein, auch NMR-Tomogramme aufzunehmen, die nicht den Wassergehalt, sondern die Größe der beiden Relaxationszeiten als Bildinformation widerspiegeln.

Zum besseren Verständnis der dazu notwendigen $T_1$- und $T_2$-Meßverfahren gehen wir von der atomaren in die makroskopische Betrachtungsweise über, so daß nicht mehr das Verhalten eines einzelnen Atomkerns, sondern einer Vielzahl von gleichartigen Atomkernen untersucht wird. Dies wird es erlauben, das physikalische Geschehen mit Hilfe der bildlich leichter erfaßbaren klassischen Physik zu beschreiben.

Für eine große Anzahl von Kernmagneten summieren sich die magnetischen Eigenschaften der individuellen Atomkerne. Im feldfreien Raum (s. Abb. 5) sind die Einzelmagnete in ihrer Richtung völlig ungeordnet und heben sich in ihrer Wirkung nach außen hin gegenseitig auf. Wasser ist nach außen hin völlig unmagnetisch. Bei Anlegen eines äußeren Magnetfeldes dagegen verteilen sich die atomaren Magnete auf die zum äußeren Feld parallele und antiparallele Ausrichtung. Da die parallele Ausrichtung energieärmer ist, wird sie öfter eingenommen als die antiparallele, energiereichere. Diese unterschiedliche Besetzung führt bei der Summierung über alle Atomkerne zu einer Gesamtmagnetisierung, wobei die *Größe* dieser Gesamtmagnetisierung von *der Besetzungszahldifferenz* bestimmt wird (Abb. 67).

Beim NMR-Experiment wird in einer senkrecht zur Magnetfeldrichtung angeordneten Sendespule für sehr kurze Zeit Radiofrequenzenergie (sog. Puls) in die Probe eingestrahlt. Während dieser kurzen Zeitspanne von einigen Mikrosekunden

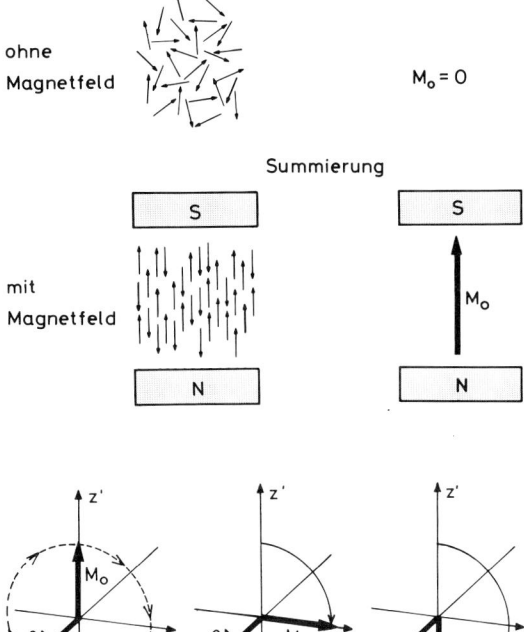

*Abb. 67.* Die magnetischen Eigenschaften der Atomkerne. Im atomaren Bereich beschreibt die Quantentheorie das Verhalten des einzelnen Atomkerns im Magnetfeld. Die Eigenschaften einer sehr großen Zahl von Teilchen kann mit Hilfe der klassischen Physik beschrieben werden. Die Gesamtmagnetisierung $M_0$ ergibt sich dabei als Summe aller Einzelmagnetisierungen der Atomkerne. Da das untere Energieniveau (parallele Einstellung) stärker besetzt ist, ergibt sich als Summe eine Gesamtmagnetisierung in paralleler Richtung

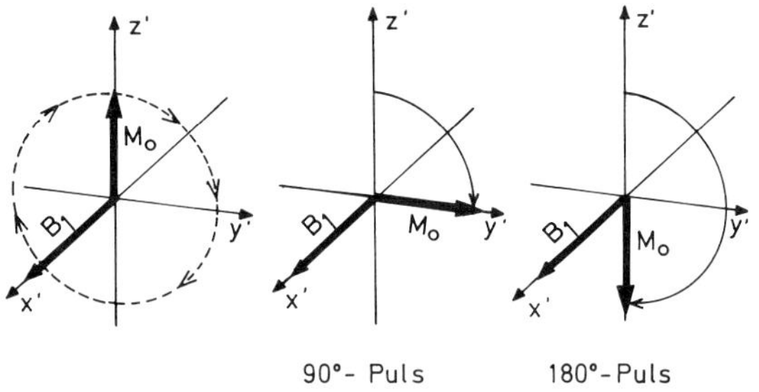

*Abb. 68.* Wirkung des Anregungspulses. Bei Anlegen eines Anregungspulses sind die Kernmagnete einem zusätzlichen $B_1$-Feld ausgesetzt. Dies führt nach den Gesetzen der klassischen Physik zu einer Drehung (Präzession) der Magnetisierung $M_0$ um die $B_1$-Achse. Nach einer bestimmten Zeit (sog. Pulslänge) befindet sich die Gesamtmagnetisierung in y- bzw. (−)z-Richtung entsprechend einem Drehwinkel von 90° bzw. 180°

sind die Kernmagnete einem zusätzlichen Feld $B_1$ ausgesetzt. Nach den Regeln der klassischen Physik führt dies zu einer Drehung (Präzession) der Gesamtmagnetisierung $M_0$ in der y-z-Ebene (Abb. 68).[7]

Die Einschaltzeit der Radiofrequenzenergie (Pulslänge) bestimmt den Drehwinkel der Gesamtmagnetisierung. So läßt sich nach einer bestimmten Pulslänge die Gesamtmagnetisierung in die + y-Richtung drehen (90°-Puls). Eine Verdoppelung der Pulslänge führt zu einer vollständigen Richtungsumkehr (180°-Puls) und nach der 4fachen Pulslänge erreicht die Gesamtmagnetisierung wieder ihren Ausgangszustand (360°-Puls).

In diesem erweiterten Bild läßt sich die Durchführung eines normalen NMR-Experiments wie folgt beschreiben (Abb. 69):

---

7 Aus didaktischen Gründen wird hier eine streng genommen nicht zulässige Mischung von rotierendem und raumfestem Koordinatensystem zugelassen. Eine physikalisch einwandfreie, allerdings mathematisch aufwendigere Darstellung wird im Anhang gegeben

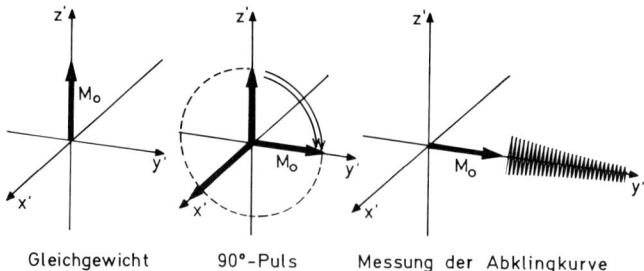

Gleichgewicht      90°-Puls      Messung der Abklingkurve

*Abb. 69.* NMR-Pulsexperiment. Durch einen 90°-Anregungspuls wird die Gesamtmagnetisierung in die y-Richtung gedreht. Mit der in dieser Richtung empfindlichen Empfangsspule kann die Abklingkurve gemessen werden, die nach der Fourier-Transformation das NMR-Signal ergibt

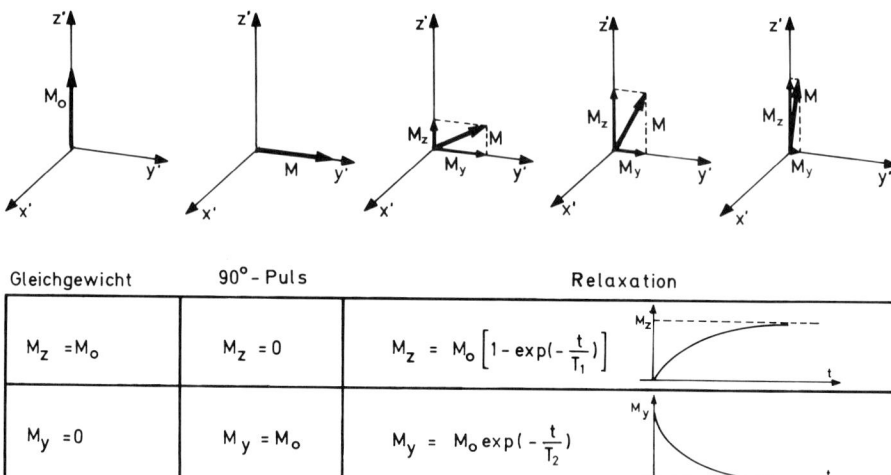

Gleichgewicht      90°-Puls      Relaxation

| $M_z = M_o$ | $M_z = 0$ | $M_z = M_o \left[ 1 - \exp(-\frac{t}{T_1}) \right]$ | |
| $M_y = 0$ | $M_y = M_o$ | $M_y = M_o \exp(-\frac{t}{T_2})$ | |

*Abb. 70.* Der Relaxationsprozeß nach einem 90°-Puls. Durch einen 90°-Anregungspuls wird die Gesamtmagnetisierung aus der z- in die +y-Richtung gedreht. Der anschließende Relaxationsprozeß kann in 2 Teilschritte zerlegt werden. Die Abnahme der Magnetisierungskomponente in y-Richtung ($M_y$) von $M_0$ auf den Gleichgewichtswert Null, was durch die Relaxationszeit $T_2$ beschrieben wird, und die Zunahme der Magnetisierungskomponente in z-Richtung ($M_z$) von Null auf den Gleichgewichtswert $M_0$, die durch die Relaxationszeit $T_1$ charakterisiert wird

Zunächst wird ein 90°-Radiofrequenzpuls (Dauer: einige Mikrosekunden) eingestrahlt. Die Gesamtmagnetisierung wird dabei aus der z- in die +y-Richtung gedreht. Nach Ende des Anregungspulses wird die Abklingkurve der Gesamtmagnetisierung in y-Richtung gemessen. Die anschließende Fourier-Transformation liefert daraus das NMR-Spektrum.

Nach Ende des 90°-Pulses strebt die Gesamtmagnetisierung wieder ihren Gleichgewichtswert in z-Richtung an, d.h., sie muß aus der +y- in die z-Richtung zurückgelangen. Diesen als Relaxationsprozeß bezeichneten Vorgang kann man formal in 2 voneinander unabhängige Teilschritte zerlegen, die Änderung der Magnetisierung in y- und in z-Richtung (Abb. 70).

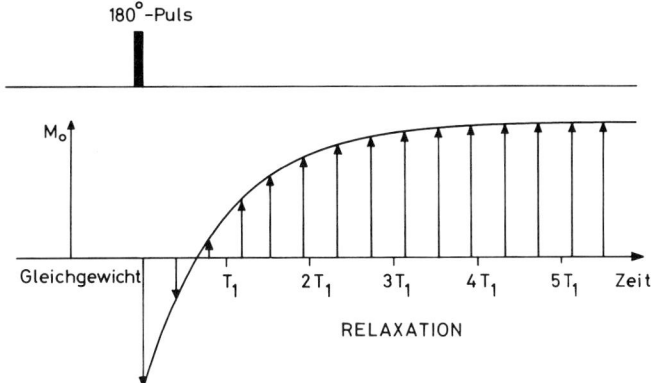

*Abb. 71.* Relaxationsprozeß nach einem 180°-Puls. Durch einen 180°-Puls wird die Gesamtmagnetisierung aus der +z- in die (−)z-Richtung gedreht. Im anschließenden Relaxationsprozeß strebt die Magnetisierung ihrem ursprünglichen Zustand in Wert und Richtung entgegen, wobei die zeitliche Änderung durch die $T_1$-Relaxationszeit beschrieben wird

Im Zuge der Relaxation geht die +y-Komponente von $M_0$ auf Null zurück (transversale Relaxation) und zum anderen steigt die z-Komponente von Null auf $M_0$ an (longitudinale Relaxation). Die in Kap. 2 zunächst phänomenologisch eingeführten Relaxationszeiten $T_1$ und $T_2$ sind mit den hier definierten longitudinalen ($T_1$) und transversalen ($T_2$) Relaxationszeiten identisch.

### 4.3.1 Spin-Gitter-Relaxationszeit $T_1$

Die Signalintensität der Abklingkurven in einer Folge von 90°-Beobachtungspulsen (sog. Saturation-recovery-Pulssequenz) zeigt die in Gl.(6) angegebene Abhängigkeit von der Wiederholzeit $T_R$ und der Relaxationszeit $T_1$. Während bei langen Wiederholzeiten ($T_R \gg T_1$) die Signalintensität allein vom Wassergehalt bestimmt wird, nimmt bei kürzeren $T_R$-Werten der Einfluß der Relaxationszeit $T_1$ auf die Signalintensität zu. Somit kann prinzipiell über die Variation des $T_R$-Werts der $T_1$-Informationsgehalt des Tomogramms verändert werden. Die eigentliche Messung des $T_1$-Werts kann aus mehreren Tomogrammen mit verschiedenen $T_R$-Werten oder vorzugsweise mit Hilfe der sog. Inversion-recovery-Technik erfolgen. Bei der Inversion-recovery-Technik wird zunächst ein 180°-Inversionspuls angelegt, der die Gesamtmagnetisierung aus der (+)z- in die (−)z-Richtung dreht (Inversion). Das Zurückstreben der Magnetisierung in den Gleichgewichtszustand längs der z-Achse ist in Abb. 71 dargestellt. Ein solcher Relaxationsprozeß kann aber nicht gemessen werden, da die Empfangsspule nur Komponenten in y-Richtung messen kann. Damit in der Empfangsspule die in z-Richtung bestehende Magnetisierung dennoch beobachtet werden kann, muß sie nach einer Zeit $T_I$ mit einem 90°-Puls in die y-Richtung gedreht werden (Beobachtungspuls) (Abb. 72 a).

Die Pulssequenz 180°-$T_I$-90°-Beobachtung wird als Inversion-recovery(IR)-Technik bezeichnet. Aus zwei oder mehreren derartigen Messungen können die $T_1$-Zeiten in einem Gewebeschnitt bestimmt werden. Durch Kombination mit

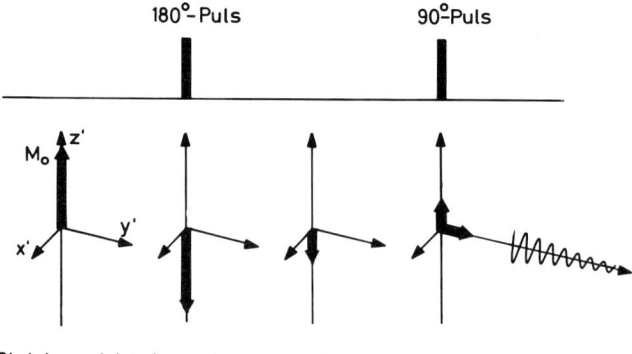

**180°-Puls**    **90°-Puls**

Gleichgewicht  Inversion    Recovery    Messung

*Abb. 72.* Das Inversion-recovery(IR)-Experiment. Nach Anlegen eines 180°-Inversionspulses strebt die Magnetisierung aus der $(-)$z- in die $(+)$z-Richtung zurück. Die Empfangsspule kann jedoch nur eine Magnetisierung in y-Richtung messen, so daß der $T_1$-Relaxationsprozeß längs der z-Achse nur messend verfolgt werden kann, wenn nach einer Zeit $T_1$ ein 90°-Beobachtungspuls die Magnetisierung in die y-Richtung klappt

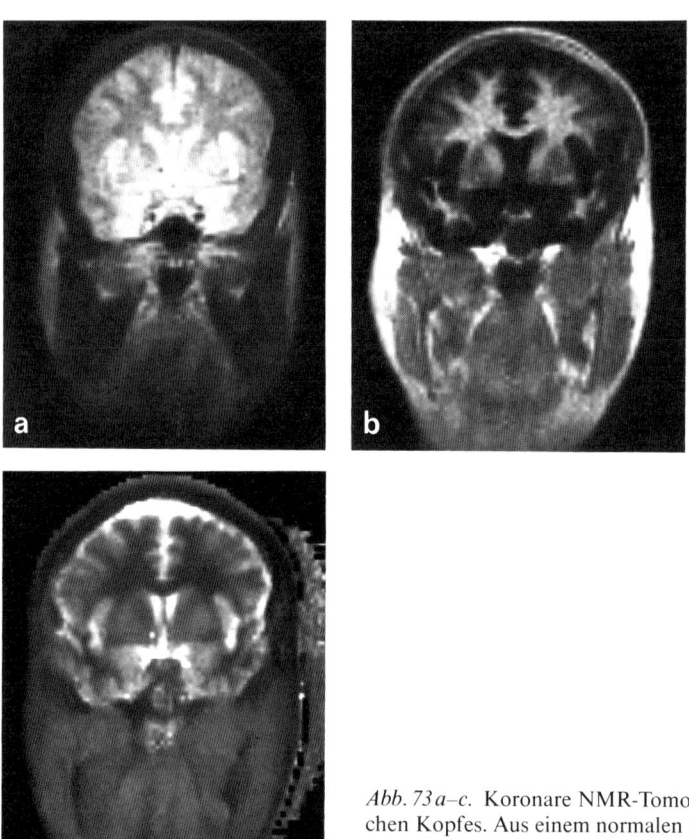

*Abb. 73 a–c.* Koronare NMR-Tomogramme des menschlichen Kopfes. Aus einem normalen NMR-Tomogramm *(a)* und einer Inversion-recovery-Messung ($T_1 = 400$ ms) *(b)* läßt sich ein reiches $T_1$-NMR-Tomogramm *(c)* berechnen. (Photo: Siemens, Erlangen)

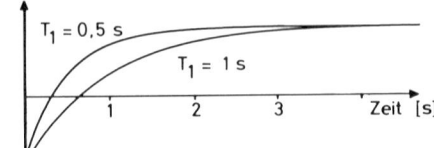

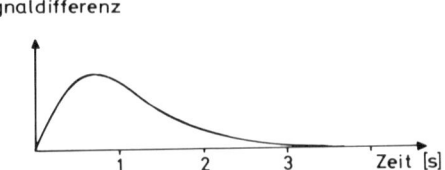

*Abb. 74.* Inversion-recovery-Experiment von 2 Signalen mit unterschiedlicher Relaxationszeiten $T_1$. Zwei gleichgroße Signale mit unterschiedlichen Relaxationszeiten $T_1$ streben nach dem 180°-Inversionspuls entsprechend den jeweiligen $T_1$-Werten dem Gleichgewichtszustand zu, wobei der Intensitätsunterschied, der den Bildkontrast bestimmt, ein Maximum durchläuft

einem normalen NMR-Tomogramm kann daraus ein $T_1$-NMR-Tomogramm berechnet werden, das allein $T_1$-Werte in Grau- oder Farbabstufungen als Bildinformation enthält (Abb. 73).

Für den Einsatz im klinisch-diagnostischen Bereich sind jedoch meist nicht die $T_1$-Werte selbst, sondern vielmehr die Gewebedifferenzierung mit Hilfe der Inversion-recovery-Technik von Interesse. Abbildung 74 zeigt das Zustandekommen dieser Differenzierung schematisch für die IR-Messung von 2 Signalen mit gleicher Intensität, aber unterschiedlichen $T_1$-Werten.

Der *Intensitätsunterschied,* der letztlich den Kontrast im Tomogramm bestimmt, hängt entscheidend von der Wartezeit $T_1$ zwischen dem 180°- und 90°-Puls ab.

Abbildung 75 demonstriert die Ergebnisse der IR-Messung am axialen NMR-Tomogramm des menschlichen Kopfes. Infolge der charakteristischen Zeitabhängigkeit (Abb. 71) ändert das IR-Signal nach einer Zeit von $0,69 \cdot T_1$ sein Vorzeichen, was im IR-NMR-Tomogramm als Hell-dunkel-Wechsel registriert wird.

## 4.3.2 Spin-Spin-Relaxationszeit $T_2$

Die Bestimmung der Spin-Spin-Relaxationszeit $T_2$, also die Änderung der Magnetisierung in y-Richtung, sollte bei einem NMR-Tomographie-Experiment prinzipiell direkt aus der Abklingkurve möglich sein, da die Abklingkurve $T_2$ als einzige Zeitkonstante enthält.

*Abklingkurve im homogenen Magnetfeld:* $I = I_0 \exp(-t/T_2)$ \hfill (9)

Gleichung (9) gilt jedoch nur für ein ideal-homogenes Magnetfeld. In praktisch realisierbaren und v.a. in durch zusätzliche Gradienten inhomogen veränderten Magnetfeldern wird eine erheblich schnellere Relaxation (kürzere Relaxationszeit) beobachtet. Die Ursache für diese schnellere Relaxation liegt in den unterschiedlichen Resonanzfrequenzen der Wasserstoffatome im inhomogenen Magnetfeld (Abb. 76).

Die Summation aller geringfügig unterschiedlichen Einzelabklingkurven der

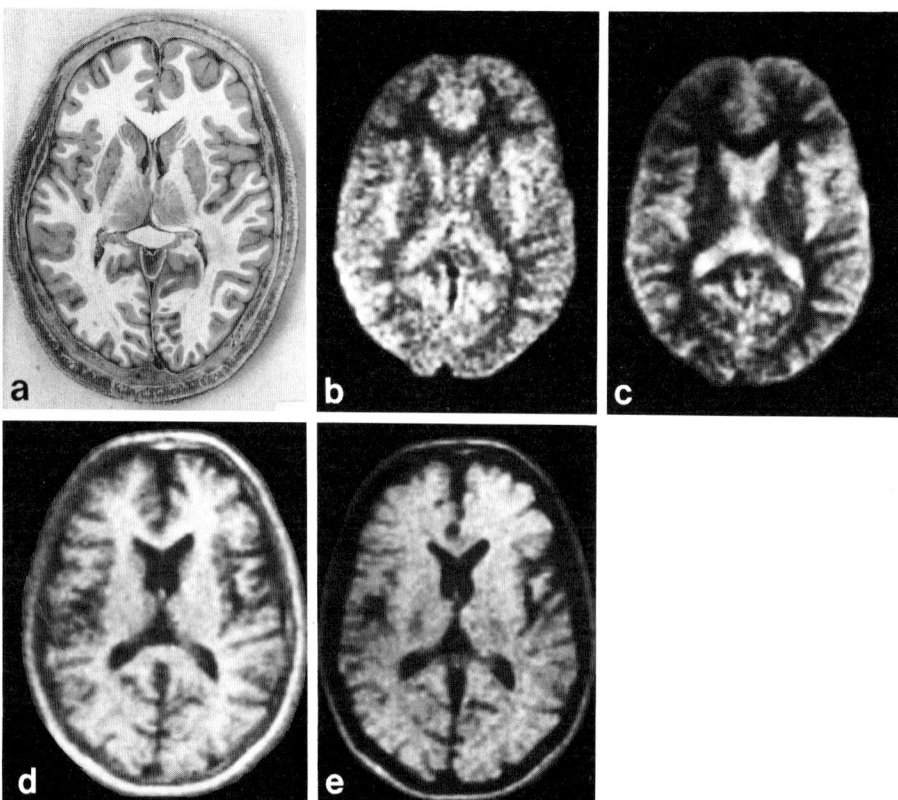

*Abb. 75a–e.* Axiale IR-NMR-Tomogramme des menschlichen Kopfes. *a* anatomischer Quer-schnitt. *b–e* Inversion-recovery Messungen (180°-T$_1$-90°-Beobachtung). *b* T$_1$ = 100 ms, *c* T$_1$ = 200 ms, *d* T$_1$ = 400 ms, *e* T$_1$ = 800 ms. Bei kurzen Wartezeiten T$_1$ zwischen dem 180°-Inversions- und dem 90°-Beobachtungspuls werden die Ventrikel dunkel abgebildet *(b, c),* während bei längeren T$_1$-Werten ein Wechsel eintritt. Mit zunehmenden T$_1$-Wert erhöht sich der Kontrast zwischen wei-ßem und grauem Gehirngewebe und erreicht bei etwa 400 ms ein Maximum. [Aus Ziedses des Plan-tes BG Jr. et al. (1983) In Wende S und Thelen M (Hrsg) Kernspin-Tomographie in der Medizin. Springer, Berlin Heidelberg New York Tokyo]

Atomkerne ergibt eine Gesamtabklingkurve, die durch eine neue kürzere Relaxa-tionszeit T$_2$* (sprich: T zwei Stern) charakterisiert wird.

*Abklingkurve im inhomogenen Magnetfeld:* I = I$_0$ exp (–t/T$_2$*)          (10)

Trotz der scheinbaren Verkürzung der Relaxationszeit der Gesamtprobe von T$_2$ auf T$_2$* relaxieren die einzelnen Atomkerne weiterhin entsprechend der natürlichen T$_2$-Zeit; gemessen werden kann jedoch lediglich T$_2$*. Für menschliches Hirngewebe liegt T$_2$ etwa bei 100–150 ms, während in einem typischen Tomographie-Experi-ment ein T$_2$*-Wert von nur 5–10 ms beobachtet wird. Dies verdeutlicht, daß die Größe von T$_2$* praktisch ausschließlich durch die Magnetfeldinhomogenitäten be-stimmt wird und der T$_2$*-Wert somit keinerlei Rückschlüsse auf die natürliche Rela-xationszeit T$_2$ des Gewebes zuläßt.

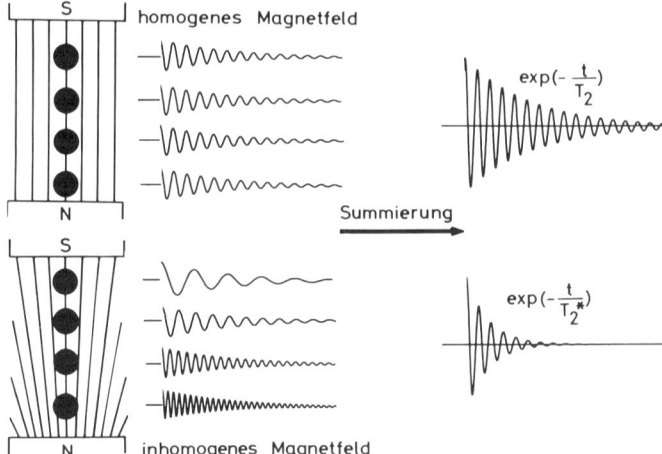

*Abb. 76a, b.* Abklingkurven im homogenen und inhomogenen Magnetfeld. *a* Im ideal-homogenen Magnetfeld wird die Abklinggeschwindigkeit durch die natürliche Relaxationszeit $T_2$ bestimmt. *b* Im inhomogenen Magnetfeld ist die Resonanzfrequenz über den gesamten Probenbereich nicht konstant. Die Summation über alle in ihrer Frequenz geringfügig unterschiedlichen Einzelabklingkurven führt zu einer Gesamtabklingkurve, die durch die kürzere Relaxationszeit $T_2$ beschrieben wird

Durch eine geschickte Meßtechnik, das sog. Spinechoexperiment können die Auswirkungen der Magnetfeldinhomogenitäten jedoch eliminiert werden, so daß die Bestimmung der natürlichen Relaxationszeit $T_2$ des Gewebes trotzdem möglich wird. Im Zuge dieses Experiments wird nach einer Wartezeit $T_E/2$ nach dem $90°$-Anregungspuls ein zusätzlicher $180°$-Inversionspuls angelegt (Abb. 77).

Während im ideal-homogenen Magnetfeld dieser zusätzliche $180°$-Puls lediglich einen sprunghaften Vorzeichenwechsel der Abklingkurve verursacht, führt der Inversionspuls im inhomogenen Magnetfeld bei Summation über alle Einzelabklingkurven zu einer Zunahme des Meßsignals und schließlich zum sog. Spinecho.

Zum einfacheren Verständnis dieses physikalischen Phänomens wurde von Prof. Ray Freeman (Oxford) ein sehr eindrucksvolles Bild geprägt. Das Spinechoexperiment wird danach mit einem etwas kuriosen Pferderennen verglichen. Nach dem Startschuß ($90°$-Puls) rennen alle Pferde (Spins) entsprechend ihrer Leistungsstärke (Resonanzfrequenz) los, wobei nach kurzer Zeit die kräftigsten Pferde (hohe Resonanzfrequenz) weit vorauseilen, während sich die schwächsten Tiere (kleine Resonanzfrequenz) kaum von der Startlinie entfernt haben. Nach einer Zeit $T_E/2$ erfolgt ein zweiter Schuß ($180°$-Puls), nach dem alle Pferde (Spins) ihre Richtung umkehren und zum Start zurücklaufen. Nach einer weiteren Zeit $T_E/2$ treffen *alle* Pferde – unabhängig von ihrer Geschwindigkeit (Resonanzfrequenz) – *gleichzeitig* an der Startlinie ein (Spinecho).

Das nach einer Zeit beobachtete Spinecho enthält alle Informationen der Originalabklingkurve, lediglich die Intensität des Spinechos ist um den Faktor $\exp(-T_E/T_2)$ verringert. Die NMR-Tomogramme, die aus Spinechos berechnet werden, spiegeln neben der Protonendichte v. a. die $T_2$-Werte des Gewebes wider (Abb. 78).

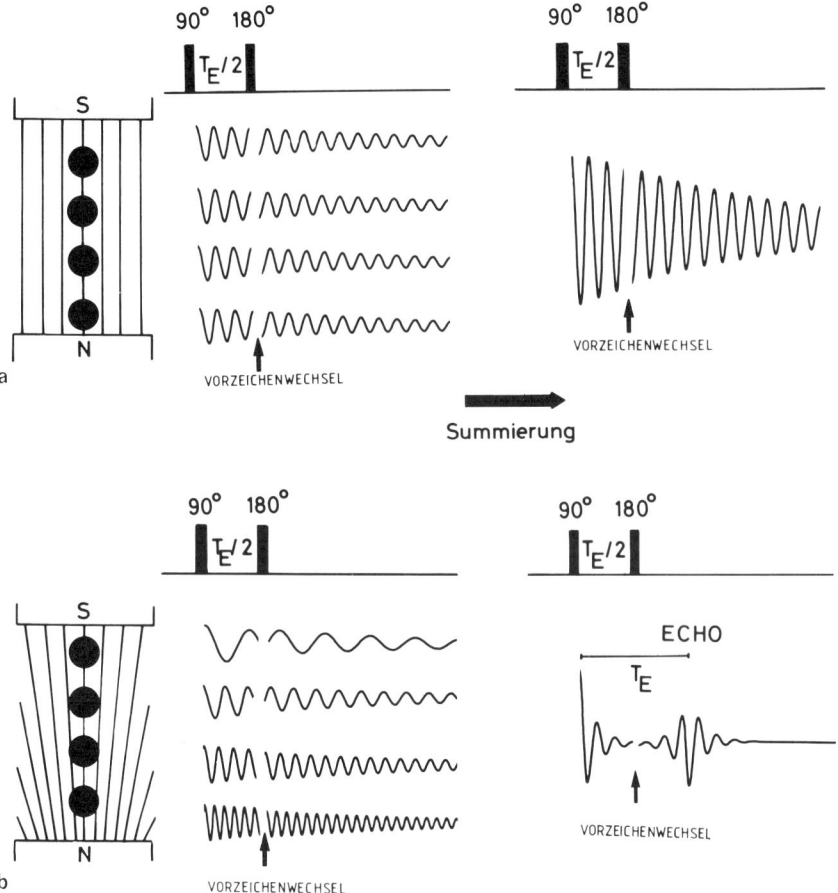

*Abb. 77a, b.* Spinecho-Experiment. Das zusätzliche Anlegen eines 180°-Inversionspulses im ideal-homogenen Magnetfeld *(a)* führt zu einer sprunghaften Vorzeichenumkehr des Signals, während sich alle anderen Eigenschaften der Abklingkurve nicht ändern. Selbstverständlich gilt dies auch für jede Einzelabklingkurve im inhomogenen Magnetfeld *(b)*. Im Gegensatz zu *a* führt die Summation aller Abklingkurven, die sich durch die Magnetfeldinhomogenitäten geringfügig in ihrer Resonanzfrequenz unterscheiden (nicht aber in $T_2$!) zu einer allmählichen Zunahme der gemessenen Signalintensität. Nach einer Zeitspanne tritt das Signalmaximum des sog. Spinechos auf, dessen Intensität nur durch die natürliche $T_2$-Relaxationszeit bestimmt wird

## 4.4 Die verschiedenen Meßstrategien in der NMR-Tomographie

Das NMR-Experiment ist wegen der geringen Besetzungszahldifferenz zwischen der energieärmeren, parallelen und der energiereicheren, antiparallelen Einstellung der Kernmagnete von Natur aus unempfindlich. Zur Erlangung einer ausreichenden Bildqualität müssen daher mehrere Messungen in einem angeschlossenen Rechner aufsummiert werden. Da sich nach einem Anregungspuls und der anschließenden Messung der Abklingkurve die Gleichgewichtsverteilung jedoch im Zuge des $T_1$-Relaxationsprozesses nur langsam wieder einstellt, kann das NMR-

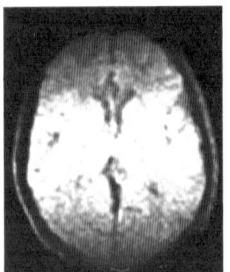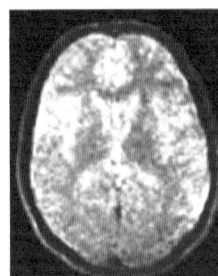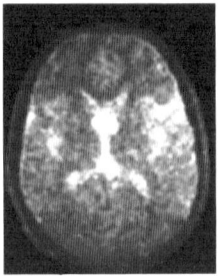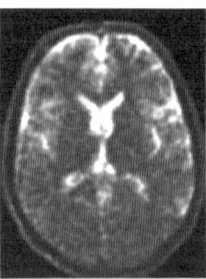

*Abb. 78.* Axiale Spinechotomogramme. Durch Variation der Wartezeit zwischen dem 90°- und 180°-Puls kann der Kontrast zwischen den verschiedenen Gewebesorten verändert werden. Mit zunehmenden $T_1$-Werten wird die Signalintensität des Echos und damit das NMR-Tomogramm immer stärker von $T_2$ geprägt, so daß nicht mehr die Protonendichte allein sondern auch die Größe von $T_2$ bildbestimmend wird. Gewebe mit gleichem Wassergehalt, aber unterschiedlichen $T_2$-Werten können dann differenziert werden. *Von links nach rechts:* $T_E = 50$, 100, 150 und 200 ms. [Aus Ziedses des Plantes BG Jr et al. (1983) in Wende S, Thelen M (Hrsg) Kernspin-Tomographie in der Medizin. Springer, Berlin Heidelberg New York Tokyo]

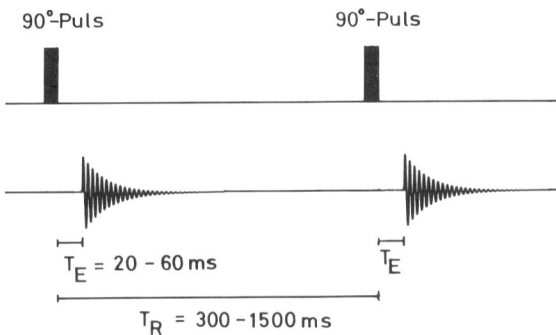

*Abb. 79.* Zeitdiagramm eines einfachen NMR-Tomographie-Experiments. Um eine ausreichende Signalintensität zu erhalten, muß nach jedem NMR-Experiment eine Wartezeit eingehalten werden, damit sich das Besetzungszahlgleichgewicht wieder einstellen kann (vgl. Abb. 19). Die angegebenen typischen Zahlenwerte verdeutlichen das ungünstige Verhältnis zwischen Meß- und Wartezeit

Experiment nicht beliebig schnell wiederholt werden (vgl. Abb. 19). Das Zeitdiagramm eines typischen NMR-Tomographie-Experiments gibt Abb. 79. Diese Technik ist ineffektiv.

Nach 20 ms eigentlicher Messung muß man ein Vielfaches an Zeit ($> 1$ s) bis zum nächsten Experiment tatenlos verstreichen lassen.

Von verschiedenen Geräteherstellern und Forschungsgruppen sind Methoden erarbeitet worden, um die zeitliche Effektivität des Experiments zu verbessern, indem die lange Wartezeit sinnvoll genutzt wird.

Im ersten Verfahren werden nach der ersten Anregung mit einem 90°-Puls und Messung der Abklingkurve durch aufeinanderfolgende 180°-Inversionspulse mehrere Spinechos erzeugt (Abb. 80) (sog. Carr-Purcell-Pulssequenz).

Sender

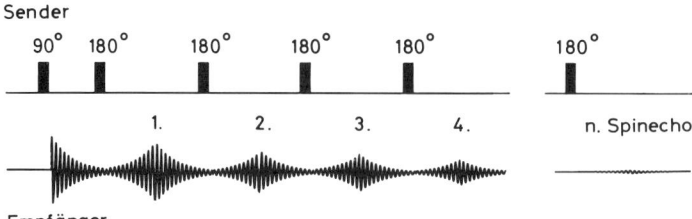

Empfänger

*Abb. 80.* Multispinecho- oder Carr-Purcell-Experiment. Nach einem 90°-Anregungspuls können durch 180°-Inversionspulse mehrere Spinechos erzeugt werden, die jeweils alle Bildinformationen enthalten und zur Bilderzeugung herangezogen werden können

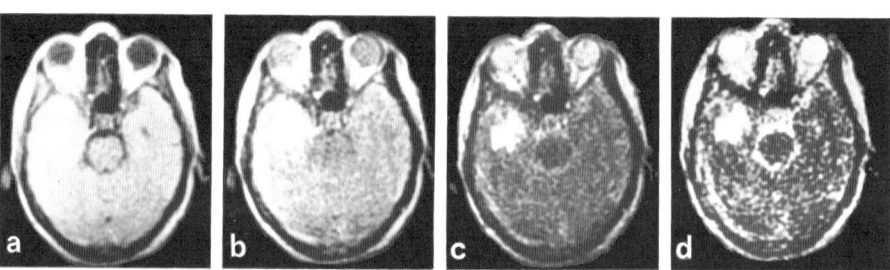

*Abb. 81 a–d.* Axiale Spinecho-NMR-Tomogramme einer 42jährigen Patientin mit zerebraler Metastase nach Ablatio mammae. Anamnese: Nach Ablatio mammae und 2fachem Auftreten eines Lokalrezidivs im Bereich der Amputationsnarbe Hypästhesien im Bereich des 1. und 2. Trigeminusasts sowie komplette Abducensparese rechts und partielle Okulomotoriusparese. Eine CT-Untersuchung mit Kontrastmittelgabe konnte keinen pathologischen Befund sichern. Die NMR-tomographische Untersuchung erfolgte mit Hilfe der Multispinechotechnik, wobei von den insgesamt 24 aufgenommenen gemessenen Spinechos jeweils 6 aufeinanderfolgende zu einem Bild verarbeitet wurden. *a* Das erste Tomogramm (1.–6. Spinecho) entspricht in guter Näherung dem Protonendichtebild. *b–d* Die restlichen NMR-Tomogramme fassen die jeweils folgenden 6 Spinechos mit entsprechend verlängerten $T_E$-Werten zu einem Bild zusammen und spiegeln den zunehmenden Einfluß der $T_2$-Werte des Gewebes auf den Bildkontrast wider. Während im Protonendichtetomogramm *(a)* eine sehr geringfügig erhöhte Protonendichte im linken Temporallappen auffällt, läßt sich in den nachfolgenden Tomogrammen mit zunehmendem $T_2$-Einfluß eine Raumforderung eindeutig nachweisen. [Nach Friedburg H u. Bockenheimer S (im Druck) Radiologe. Tomograph: Bruker, Karlsruhe]

Die zweite Hälfte der Echos wird jeweils gemessen. Jedes Echo enthält die volle Bildinformation, wobei mit zunehmender Zeit t die Bildintensität immer stärker durch $T_2$ bestimmt wird. Nach dem letzten Echo muß zwar auch bis zur Einstellung des Besetzungszahlgleichgewichts gewartet werden, jedoch sind pro Zyklus mehrere Abklingkurven gemessen worden, so daß die Gesamteffektivität beträchtlich zugenommen hat.

Das in Abb. 81 dargestellte diagnostische Beispiel dokumentiert, daß durch die Multispinechotechnik nicht nur die zeitliche Effizienz steigt, sondern daß der mit längeren $T_E$-Zeiten zunehmende Einfluß des $T_2$-Werts auf den Bildkontrast in den Tomogrammen eine verbesserte Gewebedifferenzierung erlaubt. Die genaue Analyse des Tomogramms ermöglicht die Bestimmung der $T_2$-Relaxationszeiten des erkrankten Gewebes.

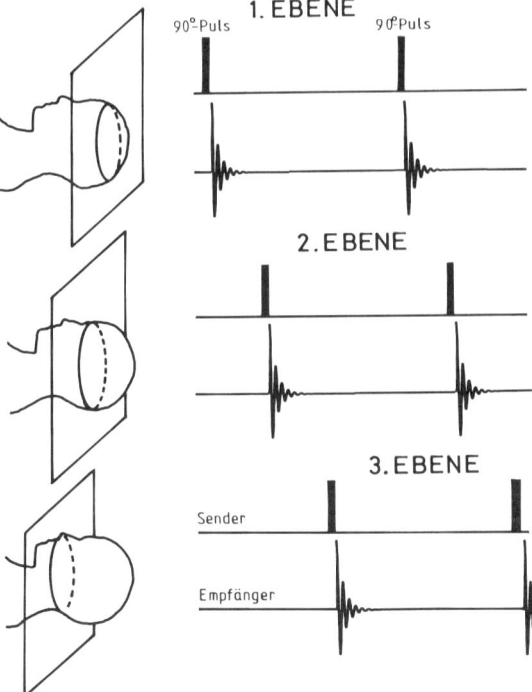

Abb. 82. Multiplanare Anregungs-
technik. Nach selektiver Anregung
und Messung der Abklingkurve der
ersten Bildebene können während
der Wartezeit zur Einstellung des
Besetzungszahlgleichgewichts dieser
Bildebene weitere Bildebenen selektiv angeregt und vermessen werden.

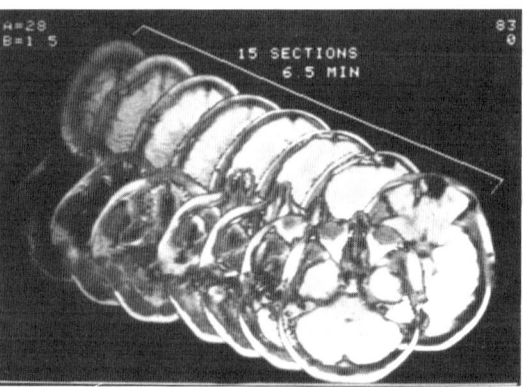

Abb. 83. Anwendung der Multi-
planartechnik. Die axialen NMR-
Tomogramme von insgesamt 15 verschiedenen Bildebenen des menschlichen Kopfes konnten innerhalb
von insgesamt 6,5 min erhalten werden. [Aufnahme: Prof. L. Kaufman,
Diasonics, San Francisco]

Während bei gesunden Kontrollpersonen für das Hirngewebe $T_2$-Werte zwischen 115–130 ms gemessen werden, beträgt der $T_2$-Wert der Mammakarzinom-
metastase 280 ms. Diese Verdoppelung des $T_2$-Werts ermöglicht den problem-
losen Nachweis des erkrankten Gewebes mit Hilfe des Spinechoverfahrens.

Eine zweite Möglichkeit, die zeitliche Effizienz der NMR-Tomographie zu steigern, besteht in der gleichzeitigen Messung mehrerer Bildebenen (Abb. 82).

Da die Messung in einer Bildebene durch einen selektiv wirkenden Puls erfolgt
(vgl. Abb. 59) sind außerhalb dieser Ebene liegende Atomkerne von der Messung
nicht betroffen. Während der Wartezeit nach Anregung der ersten Bildebene kön-

nen eine zweite und weitere Bildebenen zeitlich versetzt vermessen werden. Das Zeitdiagramm einer solchen multiplanaren Technik ist in Abb. 82 dargestellt. Eine praktische Anwendung zeigt Abb. 83.

Neben diesen beiden Verfahren zur Steigerung der zeitlichen Effizienz sind eine ganze Reihe von weiteren interessanten Strategien entwickelt worden. Die Darstellung dieser Verfahren würde jedoch den Rahmen dieser Einführung weit sprengen, so daß hier nur auf die Literatur verwiesen werden kann.

## 4.5 Das NMR-Tomogramm

### 4.5.1 Bildbestimmende Gewebeeigenschaften

Während in der (Röntgen-)Computertomographie die relativen Helligkeitsstufen den Röntgenabsorptionskoeffizienten des Gewebes widerspiegeln und in *einer* Standardskala (Hounsfield-Skala) angegeben werden können, wird die relative Bildintensität in der NMR-Tomographie von mehreren Gewebeeigenschaften und Meßparametern bestimmt. Nach den in 4.2 dargestellten Grundlagen ergibt sich die Bildintensität im NMR-Tomogramm:

$$I = N(H) \cdot \exp\left(-\frac{T_E}{T_2}\right)\left[1 - \exp\left(-\frac{T_R}{T_1}\right)\right] \tag{11}$$

Gewebeeigenschaften
$N(H)$, Wassergehalt;
$T_1$, Spin-Gitter-Relaxationszeit;
$T_2$, Spin-Spin-Relaxationszeit.

Meßparameter
$T_E$, Wartezeit zwischen Anregung und Messung;
$T_R$, Wartezeit zwischen 2 Messungen.

Gleichung (11) stellt die Grundlage der NMR-Tomographie dar und formuliert mathematisch den Einfluß der charakteristischen Gewebeeigenschaften N(H), $T_1$ und $T_2$ und der Aufnahmeparameter und $T_R$ auf die resultierende Bildintensität. Für den Zusammenhang zwischen NMR-Eigenschaften und der Bildhelligkeit im NMR-Tomogramm bei einem gegebenen Satz von Aufnahmeparametern gelten die in Tabelle 4 angegebenen qualitativen Zusammenhänge.

*Wassergehalt von Geweben*
Der Wassergehalt des untersuchten Gewebes bestimmt entscheidend die Intensität der Bildpunkte im NMR-Tomogramm. Unterschiedliche Gewebe unterscheiden sich im Wassergehalt, aber auch bei gleichem Gewebe ist der Wassergehalt keineswegs eine Konstante, sondern kann durch Ernährung, Klima und Medikamente verändert werden. Zudem nimmt der Wassergehalt des menschlichen Körpers mit zunehmendem Alter – statistisch gesehen – um 2,5% je Dekade ab. Tabelle 5 gibt eine Übersicht über den Wassergehalt einiger Gewebearten des menschlichen Körpers.

Wesentlich für den diagnostischen Einsatz der NMR-Tomographie ist jedoch, daß viele pathologische Prozesse mit Änderungen des Wassergehalts verknüpft sind. Abbildung 84 zeigt eine Zusammenstellung des Wassergehalts von verschiedenen normalen und malignen Rattengeweben.

*Tabelle 4.* Zusammenhang zwischen Bildhelligkeit und Gewebeeigenschaften

| Gewebeunterschied | Bildhelligkeit |
|---|---|
| Wassergehalt | Das wasserreichere Gewebe wird heller abgebildet |
| Spin-Gitter-Relaxationszeit $T_1$ | Das Gewebe mit größerem $T_1$-Wert wird dunkler abgebildet |
| Spin-Spin-Relaxationszeit $T_2$ | Das Gewebe mit größerem $T_2$-Wert wird heller abgebildet |

*Tabelle 5.* Wassergehalt verschiedener Gewebearten des Menschen

| Gewebe | Wassergehalt [%] |
|---|---|
| Skelettmuskeln | 79 |
| Herz | 79–80 |
| Leber | 71 |
| Niere | 81 |
| Milz | 79 |
| Hirngewebe | |
| – weiß | 84 |
| – grau | 70–74 |
| Epidermis | 65 |
| Zähne | 3–10 |
| Plazenta | 87 |
| (20–40 Wochen) | |

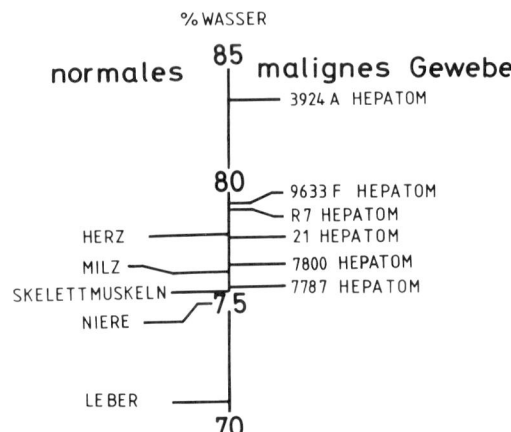

*Abb. 84.* Wassergehalt verschiedener normaler und maligner Rattengewebe [Nach Hollis DP u. Eggleston LA (1975) J Natl Cancer Inst 54: 1469]

## Die Relaxationszeiten $T_1$ und $T_2$

Die Relaxationszeiten beschreiben indirekt die Wechselwirkung zwischen den Wassermolekülen und den anderen Zellbestandteilen. Wegen der komplexen Bindungsverhältnisse des Wassers an die sehr verschiedenen Zellbestandteile ist eine quantitativ-theoretische Beschreibung der Relaxationsmechanismen in Geweben nicht möglich. Stark vereinfacht unterscheidet man im biologischen Gewebe 2 verschiedene Sorten von Wassermolekülen. Der überwiegende Anteil wird als „freie" Was-

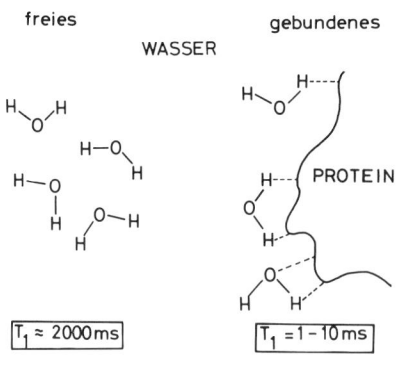

**freies**    **gebundenes**
        **WASSER**

$T_1 \approx 2000\,ms$    $T_1 = 1 - 10\,ms$

*Abb. 85.* Relaxation von „freiem" und „gebundenem" Zellwasser. Aufgrund der eingeschränkten Beweglichkeit der Wassermoleküle, die an die verschiedenen Zellbestandteile gebunden sind, verringert sich die Relaxationszeit $T_1$ des gebundenen relativ zum freien Wasser

sermoleküle bezeichnet und verhält sich bezüglich seiner NMR-Eigenschaften wie normales Wasser. Ein kleinerer Teil von 5–10% wird als „gebundenes" Wasser bezeichnet, womit ausgedrückt werden soll, daß diese Wassermoleküle an die Oberfläche von Makromolekülen (Zellmembranen, Proteinen u. ä.) relativ fest gebunden sind und gegenüber den „freien" Wassermolekülen eine geringere Beweglichkeit besitzen. Abbildung 85 verdeutlicht dies schematisch.

Als Konsequenz der geringeren Beweglichkeit des „gebundenen Wassers" können diese Wassermoleküle ihre beim Resonanzvorgang aufgenommene Energie wesentlich rascher an die Umgebung abgeben als die „freien" Wassermoleküle. Dadurch verkürzt sich die Relaxationszeit $T_1$ des „gebundenen" Wassers um bis zu 3 Zehnerpotenzen.

Im NMR-Spektrum können die Signale der beiden unterschiedlich gebundenen Wassermolekülarten nicht getrennt werden, sondern es ist nur ein gemitteltes Signal meßbar, dessen Relaxationszeit $T_1$ sich durch Mitteilung aus den Werten des „freien" und „gebundenen" Wassers ergibt. Es gilt

$$\frac{1}{T_1} = \frac{1}{T_1(g)} \cdot P_g + \frac{1}{T_1(f)} \cdot P_f, \qquad (12)$$

wobei $T_1(g)$ und $T_1(f)$ die Relaxationszeiten und $P_g$ und $P_f$ der relative Gehalt des gebundenen und freien Zellwassers im betrachteten Gewebe sind.

Da $T_1(f)$ wesentlich größer ist als $T_1(g)$ kann Gl. (12) vereinfacht werden, und es gilt näherungsweise

$$T_1 \approx T_1(g) \cdot \frac{1}{1 - P_f}. \qquad (13)$$

Der gemessene $T_1$-Wert eines Gewebes wird somit zunächst durch eine gewebespezifische Konstante $T_1(g)$ bestimmt, deren Größe durch die Wechselwirkung des „gebundenen" Wassers mit den Zellbestandteilen bestimmt wird. Weiterhin wird der $T_1$-Wert von dem relativen Gehalt an „freiem" Wasser bestimmt. Da eine Zunahme des totalen Wassergehalts v. a. zum Ansteigen des relativen Gehalts an „freiem" Wasser führt, *nimmt der $T_1$-Wert von Geweben mit steigendem Wassergehalt zu.* Dieser Zusammenhang konnte am Beispiel von verschiedenen normalen und malignen Gewebeproben von Ratten sowohl für $T_1$ als auch für $T_2$ experimentell bestätigt werden.

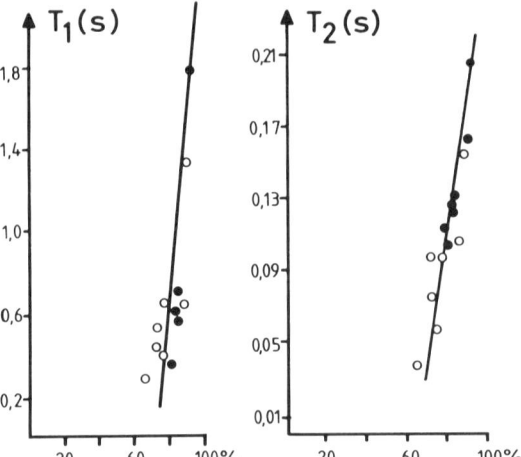

*Abb. 86.* Zusammenhang zwischen den Relaxationszeiten $T_1$ und $T_2$ und dem Wassergehalt des Gewebes. Der Vergleich zwischen verschiedenen normalen ( ○ ) und malignen ( ● ) Rattengeweben zeigt, daß die Relaxationszeiten $T_1$ (links) und $T_2$ (rechts) mit steigendem Wassergehalt des Gewebes zunehmen. [Nach Kiricuta IO u. Simplaceanu V (1975) Cancer Res 35: 1164]

*Tabelle 6.* Relaxationszeiten von normalen und tumorösen Geweben bei 0,051 Tesla. [Nach Damadian R. (1980) Phil Trans R Soc Lond B 289: 489

| Gewebe | $T_1$ (tumorös) [s] | $T_1$ (normal) [s] |
|---|---|---|
| Mamma | 1,08 | 0,36 |
| Haut | 1,04 | 0,61 |
| Ösophagus | 1,04 | 0,80 |
| Magen | 1,23 | 0,76 |
| Leber | 0,83 | 0,57 |
| Milz | 1,11 | 0,70 |
| Lunge | 1,11 | 0,78 |
| Knochen | 1,02 | 0,55 |
| Blase | 1,24 | 0,89 |
| Schilddrüse | 1,07 | 0,88 |
| Uterus | 1,39 | 0,92 |
| Prostata | 1,11 | 0,80 |

Aus der jeweiligen Steigung der Geraden in Abb. 86 folgt, daß eine geringe Zunahme des Wassergehaltes von 1% zu einem Anstieg der Relaxationszeit von etwa 8% führt. Diese Empfindlichkeit der Relaxationszeit für Gewebeunterschiede, die mit der Änderung des Wassergehalts einhergehen, ist die Ursache für den diagnostischen Wert der NMR-Tomogramme auf der Basis von Relaxationszeiten.

Von essentieller Bedeutung für die medizinische Anwendung der NMR-Tomographie ist die allgemein beobachtbare Zunahme der Relaxationszeiten $T_1$ des Gewebswassers einer Gewebeart bei vielen pathologischen Prozessen (Tabelle 6).

Obwohl die Ursache für die Zunahme der Relaxationszeit in vielen malignen Geweben nicht vollständig geklärt ist, muß sie zu einem großen Teil auf den erhöhten Wassergehalt des Gewebes zurückgeführt werden. Eine Erhöhung der Relaxationszeit tritt auch bei anderen schnell wachsenden Geweben (z. B. normalem fetalem Gewebe) und bei vielen benignen pathologischen Prozessen auf. Ein erhöhter

*Tabelle 7.* T₁-Relaxationszeiten von gesunden und tumorösen Mammagewebeproben bei 0,09 Tesla. (Nach Keeler [134])

| Patientin | $T_1$ (tumorös) [ms] | $T_1$ (normal) [ms] | Differenz [ms] |
|---|---|---|---|
| 1 | 184 | 170 | 14 |
| 2 | 258 | 171 | 87 |
| 3 | 200 | 163 | 37 |
| 4 | 283 | 170 | 113 |
| 5 | 180 | 146 | 34 |
| 6 | 210 | 154 | 46 |
| 7 | 206 | 137 | 69 |
| 8 | 168 | 109 | 59 |
| 9 | 164 | 112 | 52 |
| 10 | 172 | 145 | 27 |
| 11 | 245 | 188 | 57 |
| 12 | 181 | 146 | 35 |
| 13 | 159 | 134 | 25 |
| 14 | 146 | 99 | 53 |
| 15 | 250 | 168 | 82 |
| 16 | 226 | 179 | 47 |
| 17 | 225 | 139 | 86 |
| 18 | 216 | 168 | 48 |
| 19 | 204 | 200 | 4 |
| 20 | 223 | 173 | 50 |
| Mittelwert | 205 | 154 | 50 |
| Standardabweichung | 33 | 32 | 23 |

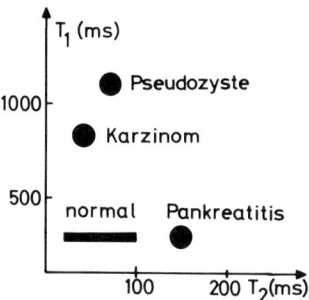

*Abb. 87.* $T_1$- und $T_2$-Relaxationszeiten von normalem und pathologisch verändertem Pankreasgewebe. Die in vivo gemessenen Werte zeigen, daß einige pathologische Veränderungen in einer NMR-Tomographieuntersuchung nur über ihre $T_1$-Werte (Pseudozyste) bzw. ihre $T_2$-Werte (Pankreatitis) nachgewiesen werden können ($B_0 = 0,2$ Tesla). [Nach Rupp N et al. (1983) Eur J Radiol 3: 68]

$T_1$-Wert allein ist daher sicherlich nicht signifikant für maligne Gewebeveränderungen.

In Tabelle 7 sind die $T_1$-Werte von 20 Patientinnen mit erwiesenem Mammakarzinom zusammengestellt. Die Meßdaten geben einen Eindruck von der Schwankungsbreite der individuellen $T_1$-Werte. Die $T_1$-Relaxationszeiten des tumorösen Gewebes sind im Mittel um ca. 50 ms vergrößert, jedoch zeigen die angegebenen Standardabweichungen, daß eine sichere Diagnose des Karzinoms wegen der individuellen Schwankungsbreite allein aufgrund der $T_1$-Werte nicht möglich ist.

In vielen pathologischen Prozessen ändern sich $T_1$ und $T_2$ in unterschiedlicher Weise. Die in Abb. 87 gegenübergestellten $T_1$- und $T_2$-Werte von normalen und pathologisch veränderten Gewebeproben der menschlichen Pankreas zeigen, daß z. B.

*Tabelle 8.* $T_1$-Relaxationszeiten [ms] verschiedener Gewebearten als Funktion der Magnetfeldstärke [Tesla]. [Nach Rupp N et al. (1983) Eur J Radiol 3: 68]

| Gewebe | Magnetfeldstärke | | |
|---|---|---|---|
| | 0,04 T | 0,15 T | 0,2 T |
| Leber | 140–170 | 210 | 380 |
| Milz | 250–290 | – | 420 |
| Fett | 130–160 | – | 240 |
| Gallenflüssigkeit | 400 | 550–900 | 890 |
| Aszites | 1000 | – | 2000 |
| Hepatom | 300–450 | 460–530 | 570 |

eine Pseudozyste nicht über den $T_2$-, sondern allein über den $T_1$-Wert vom normalen Gewebe unterschieden werden kann, während umgekehrt eine Pankreatitis nicht über den $T_1$-Wert, sondern nur über den $T_2$-Wert erkannt werden kann. Zur Differenzierung der verschiedenen Gewebearten ist es daher notwendig, NMR-Tomogramme sowohl mit $T_1$- als auch $T_2$-Informationsgehalt zu messen.

Eine grundsätzliche Schwierigkeit bei der vergleichenden Bewertung von NMR-Tomogrammen, die mit verschiedenen Meßsystemen aufgenommen worden sind, liegt in der Abhängigkeit der Relaxationszeiten von der verwendeten Magnetfeldstärke. Während die $T_2$-Werte im wesentlichen unverändert bleiben, nehmen die $T_1$-Werte mit steigender Magnetfeldstärke beträchtlich zu (Abb. 8). Somit ist die Angabe von $T_1$-Werten nur in Verbindung mit den verwendeten Magnetfeldstärken sinnvoll.

## 4.5.2 Bildbestimmende Aufnahmeparameter

Biologische Gewebe können sich in 3 NMR-relevanten Eigenschaften unterscheiden: dem Wassergehalt und den beiden Relaxationszeiten $T_1$ und $T_2$. Beim gegenwärtigen Entwicklungsstand wäre es verfrüht, die Bedeutung dieser Größen bezüglich ihrer Eignung zur NMR-tomographischen Gewebedifferenzierung abschließend zu beurteilen. Die ersten Erfahrungen zeigen nämlich, daß – je nach den zu differenzierenden Geweben – die größten Änderungen sowohl in den N(H) als auch in den $T_1$- oder $T_2$-Werten zu beobachten sind. *Ziel einer NMR-tomographischen Untersuchung muß es daher sein, Bilder mit N(H)-, $T_1$- und $T_2$-Informationen zu erhalten,* um alle NMR-technisch meßbaren Gewebeeigenschaften in die medizinische Beurteilung einbeziehen zu können. NMR-Tomogramme, deren Helligkeitswerte dem Wassergehalt oder den $T_1$- bzw. $T_2$-Werten des Gewebes entsprechen, lassen sich durch geschickte Wahl der Meßparameter $T_E$ und $T_R$ erhalten. Abbildung 88 verdeutlicht nochmals deren Bedeutung im Zeitdiagramm des Meßvorgangs.

Die die Bildintensität beschreibende Gl.(11) (s. Abb. 90) kann in 3 voneinander unabhängige Faktoren zerlegt werden, welche die Beziehung zwischen den Gewebe- und Meßparametern aufzeigen: Über die Wartezeit $T_E$ kann der Einfluß des $T_2$- und über $T_R$ der Einfluß des $T_1$-Werts auf das resultierende NMR-Tomogramm

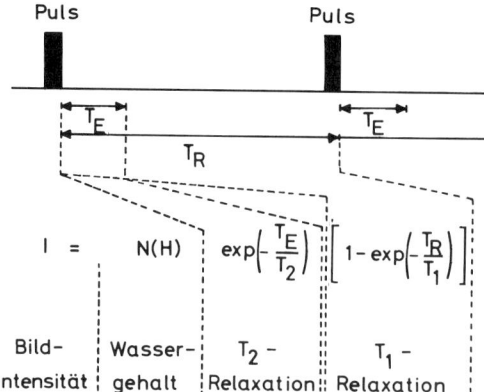

*Abb. 88.* Zusammenhang zwischen Zeit-diagramm und Bildintensität

*Tabelle 9.* Einfluß der Meßparameter auf die bildbestimmenden Gewebeeigenschaft

| Meßparameter | Bildbestimmende Gewebeeigenschaft |
|---|---|
| $T_E$ klein, $T_R$ groß[a] | $N(H)$ |
| $T_E$ klein, $T_R$ klein | $N(H)$, $T_1$ |
| $T_E$ groß, $T_R$ groß | $N(H)$, $T_2$ |
| $T_E$ groß, $T_R$ klein | $N(H)$, $T_1$, $T_2$ |

[a] Die Angabe groß und klein bezieht sich jeweils auf die entsprechende Relaxationszeit

gesteuert werden. Aus Gl.(11) ergeben sich die in Tabelle 9 dargestellten Zusammenhänge.

Die Messung von NMR-Tomogrammen mit $T_1$ als maßgeblichem Faktor kann auch mit Hilfe der sog. Inversion-recovery-Methode (4.3.1) erfolgen (Abb. 89).

Für die Signalintensität eines Bildpunktes im IR-Experiment gilt Gl.(11) in modifizierter Form:

$$I = N(H) \cdot \exp\left(-\frac{T_E}{T_2}\right)\left[1 - \left\{2 - \exp\left(-\frac{T_R}{T_1}\right)\right\}\exp\left(-\frac{T_1}{T_1}\right)\right] \tag{14}$$

Für lange Wartezeiten zwischen 2 aufeinanderfolgenden Messungen ($T_R \gg T_1$) vereinfacht sich Gl.(14):

$$I = N(H)\exp\left(-\frac{T_E}{T_2}\right)\left[1 - 2\exp\left(-\frac{T_1}{T_1}\right)\right] \tag{15}$$

Die Helligkeitsstufen im Tomogramm werden zusätzlich durch die Wartezeit $T_1$ zwischen dem 180°-Inversionspuls und dem 90°-Beobachtungspuls bestimmt. Mit $T_1$ kann – wie auch mit $T_R$ – der $T_1$-Beitrag zum Tomogramm verändert werden, wobei der Einfluß des Wassergehalts weiterhin bestehen bleibt. $T_1$ erlaubt jedoch – verglichen mit $T_R$ – eine viel stärkere Hervorhebung des $T_1$-Informationsgehalts im gemessenen NMR-Tomogramm, da bei geeigneter Wahl von $T_1$ die Signalintensität sogar negativ werden kann (s. Abb. 71 und 72) und somit der Kontrastbereich wesentlich erweitert ist.

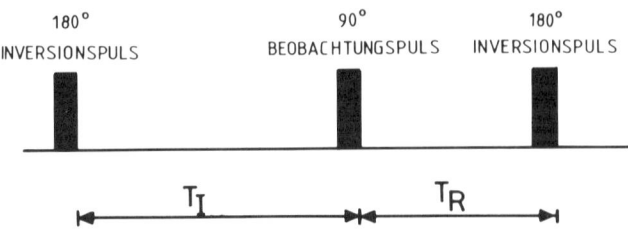

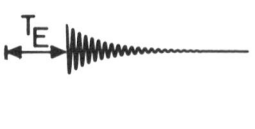

*Abb. 89.* Zeitdiagramm der Inversion-recovery (IR)-Methode. Nach dem 180°-Inversionspuls liegt die Magnetisierung in ( − )z-Richtung. Während der Zeit $T_I$ strebt die Magnetisierung ihren Gleichgewichtszustand in ( + )z-Richtung an. Durch einen 90°-Beobachtungspuls kann dieser Relaxationsvorgang in der Empfängerspule gemessen werden

Insgesamt muß festgestellt werden, daß zwischen Bildintensität, den Gewebeeigenschaften N(H), $T_1$ und $T_2$ und den experimentellen Meßparametern $T_E$, $T_R$ und $T_I$ ein sehr komplizierter Zusammenhang besteht [Gl.(11)]. Eine mathematische Analyse zeigt, daß nur im Fall „$T_E$ klein und $T_R$ groß" das NMR-Tomogramm von *einer* Gewebeeigenschaft, dem Wassergehalt im Objekt bestimmt wird. In der Regel beeinflußt neben dem Wassergehalt zumindest eine der beiden Relaxationszeiten die Bildintensität des NMR-Tomogramms.

Durch Veränderung der Meßparameter $T_E$ und $T_R$ (sowie $T_I$ in einem IR-Experiment) kann das relative Gewicht einer der beiden Relaxationszeiten im NMR-Tomogramm hervorgehoben werden. NMR-Tomogramme die allein die $T_1$- oder $T_2$-Werte darstellen, sind durch direkte Messung nicht erhältlich, sondern können nur aus 2 mit unterschiedlichen Parametersätzen gewonnenen Tomogrammen berechnet werden.

Für die medizinische Anwendung der NMR-Tomographie ist letztlich nicht die Bildintensität an sich, sondern allein der Bildkontrast, d.h. der Signal- = Helligkeitsunterschied zwischen 2 zu differenzierenden Gewebearten im Tomogramm von Bedeutung.

Ziel der Optimierung der Aufnahmeparameter $T_E$ und $T_R$ muß es daher sein, die Unterschiede in den Gewebeeigenschaften N(H), $T_1$ und $T_2$ in einen möglichst großen Bildkontrast umzuwandeln. Tabelle 10 macht deutlich, daß die Änderung eines Aufnahmeparameters – je nach den NMR-Eigenschaften des Gewebes – zu einer Vergrößerung oder Verringerung des Bildkontrasts führen kann. In dieser Mehrdeutigkeit liegt eine der großen Schwierigkeiten bei der praktischen Durchführung der Messung.

Die Bestimmung der optimalen Meßparameter wird weiterhin dadurch kompliziert, daß z. B. in vielen pathologischen Prozessen sowohl der Wassergehalt als auch beide Relaxationszeiten zunehmen. Nach Tabelle 4 führen einerseits der erhöhte Wassergehalt und der vergrößerte $T_2$-Wert zu einer Zunahme und andererseits die verlängerte $T_1$-Relaxationszeit zu einer Abnahme der Bildhelligkeit, so daß u. U. beide Einflüsse sich gegenseitig aufheben und normales und pathologisch verändertes Gewebe isodens abgebildet werden. Abbildung 90 zeigt ein typisches Bei-

*Tabelle 10.* Einfluß der Meßparameter auf den Bildkontrast

| Gewebeunterschied | Vergrößerung von | |
|---|---|---|
| | $T_E$ | $T_R$ |
| Das wasserreichere Gewebe wird heller abgebildet | Kontrast nimmt ab | Kontrast nimmt zu |
| $T_1$ Das Gewebe mit größerem $T_1$-Wert wird immer *dunkler* abgebildet | Kontrast nimmt ab | Kontrast durchläuft ein Maximum zwischen den beiden $T_1$-Werten der Gewebe |
| $T_2$ Das Gewebe mit größerem $T_2$-Wert wird immer *heller* abgebildet | Kontrast durchläuft ein Maximum zwischen den beiden $T_2$-Werten der Gewebe | Kontrast nimmt ab |

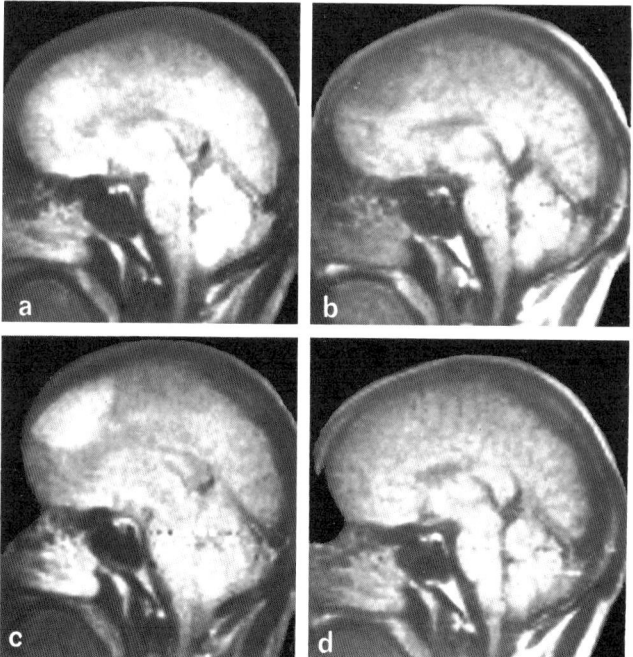

*Abb. 90 a–d.* NMR-Tomogramme eines Astrozytoms II. Aufnahmeparameter: *a* $T_R = 1600$ ms; $T_E = 33$ ms. *b* $T_R = 300$ ms; $T_E = 33$ ms. *c* $T_R = 1600$ ms; $T_E = 66$ ms. *d* $T_R = 300$ ms; $T_E = 66$ ms. Diese Aufnahmereihe zeigt eindrucksvoll den Einfluß der Meßparameter auf das resultierende Tomogramm. Die Verkürzung der Wiederholzeit $T_R$ führt zu einer dunkleren Darstellung des Tumors (größeres $T_1$), während bei einer Verlängerung der $T_E$-Zeit das Astrozytom (längeres $T_2$) heller dargestellt wird. Die gleichzeitige Änderung beider Meßparameter in der angegebenen Richtung ergibt ein NMR-Tomogramm, in dem der Tumor nicht dargestellt wird (Aus Huk [122]). [Aus Huk W in Wende S und Thelen M (Hrsg) Kernspin-Tomographie in der Medizin. Springer, Berlin Heidelberg New York Tokyo]

spiel. Das Astrozytom II kann unter Aufnahmebedingungen, die im wesentlichen ein Wassergehalt-NMR-Tomogramm ergeben, d. h. großer $T_R$-Wert (1600 ms) und kurzer $T_E$-Wert (33 ms), vom umliegenden Hirngewebe nicht differenziert werden (Abb. 90 a). Die Verkürzung der $T_R$-Zeit führt zu einer Zunahme des $T_1$-Informationsgehalts des resultierenden NMR-Tomogramms, wobei der Tumor mit einem gegenüber dem umliegenden Gewebe vergrößerten $T_1$-Wert *dunkler* abgebildet wird (Abb. 90 b). Andererseits führt eine Vergrößerung des $T_E$-Werts auf 66 ms zu einer Zunahme des $T_2$-Informationsgehalts des Tomogramms, so daß der Tumor mit der größeren Relaxationszeit $T_2$ gegenüber dem angrenzenden Gewebe *heller* abgebildet wird (Abb. 90 c). Eine *gleichzeitige* Verkürzung von $T_R$ und Verlängerung von $T_E$ führt zu einer gegenseitigen Kompensation der gegenläufigen $T_1$- und $T_2$-Einflüsse auf die Bildintensität, und es resultiert ein NMR-Tomogramm, in dem der Tumor nicht dargestellt wird (Abb. 90 d).

Da eine normale NMR-tomographische Untersuchung bereits mehrere Minuten dauert, erfordert die systematische Variation der Aufnahmebedingungen zusätzliche Meßzeit. Ein Hauptziel der vor uns liegenden klinischen Erprobungsphase der NMR-Tomographie wird daher in der Erarbeitung verläßlicher Standardaufnahmeparameter für die verschiedensten diagnostischen Probleme liegen.

### 4.5.3  Einfluß von Strömungen

Im scheinbaren Widerspruch zu den bisherigen Überlegungen werden größere blutdurchströmte Gefäße dunkel abgebildet, obwohl Blut zu über 98% aus Wasser besteht (Abb. 91).

Das Fehlen eines NMR-Signals in größeren durchströmten Gefäßen hat seine Ursache im Verhältnis der Geschwindigkeit des NMR-Meßvorgangs zur Strömungsgeschwindigkeit. Abbildung 92 verdeutlicht dies schematisch.

Nach erfolgter Anregung der Kerne in einer Meßebene beginnt nach einer Zeit $T_E$ die eigentliche Messung, und der Gesamtmeßvorgang wird nach einer Wartezeit

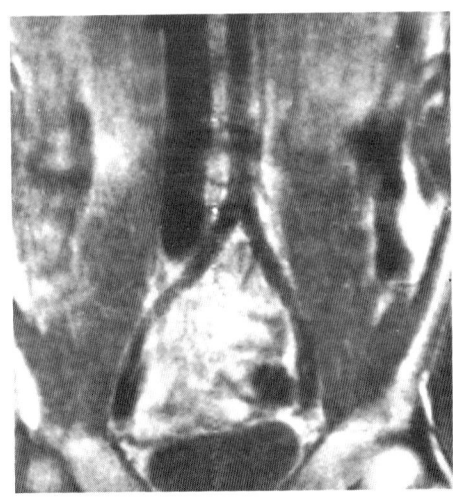

*Abb. 91.* Koronares NMR-Tomogramm des Abdomens. Aufnahmebedingungen: Meßzeit 12 min; $T_R = 400$ ms; $T_E = 39$ ms. Aufgrund der geringen Bildintensitäten heben sich V. cava, die Harnblase und v. a. die Bifurkation der Aorta abdominalis in die Aa. iliacae deutlich ab. Aufnahme: Siemens, Erlangen)

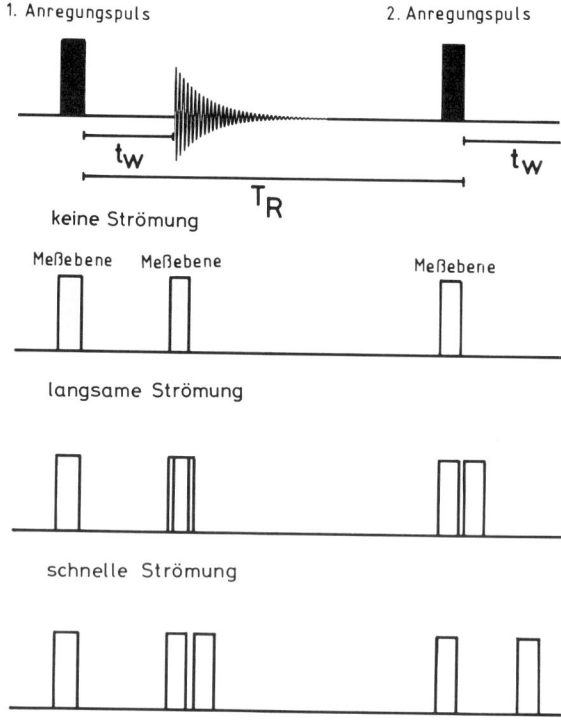

Abb. 92. Zeitdiagramm einer strömenden Flüssigkeit. Ruhende
Körperflüssigkeiten ergeben wegen ihres hohen Wassergehalts
und der langen Relaxationszeiten
ein intensives NMR-Signal. Bei
langsam strömenden Flüssigkeiten
nimmt die Signalintensität zunächst zu, da bei Beginn des nächsten Anregungspulses die z. T.
noch gesättigten Atomkerne die
Bildebene verlassen haben. Bei
schnell strömenden Flüssigkeiten
haben die angeregten Atomkerne
beim Beginn der eigentlichen Messung die Bildebene während $T_E$
bereits verlassen und können nicht
zu einem NMR-Signal führen

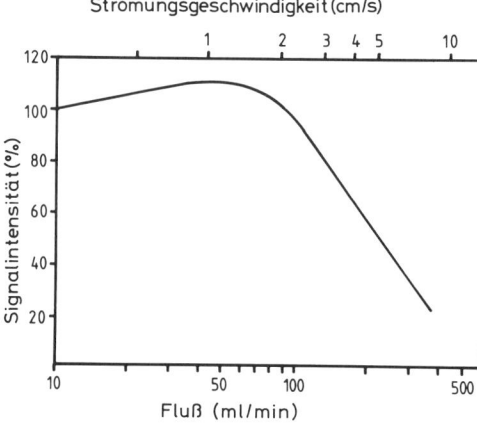

Abb. 93. NMR-Signalintensität als Funktion der Strömungsgeschwindigkeit. Die relative Signalintensität einer Flüssigkeit mit
zum Blut vergleichbaren NMR-Eigenschaften ($T_1 = 520$ ms; $T_2 = 230$ ms) zeigt die dargestellte Abhängigkeit von der Strömungsgeschwindigkeit. Die Messung wurde in
einem Glasrohr mit einem Innendurchmes-
ser von 9,6 mm durchgeführt ($T_R = 500$ ms;
$T_E = 43$ ms). [Nach Crooks L et al. (1982)
Radiology 144: 843]

$T_R$ wiederholt. In einer ruhenden Flüssigkeit wird gemäß Gl. (11) die Intensität des
Signals während $T_E$ durch $T_2$-Relaxation verringert und durch $T_1$-Relaxation während $T_R$ vergrößert. In einer langsam strömenden Flüssigkeit wandern die in der
Meßebene angeregten Atomkerne während (typische Werte 20–60 ms) nur sehr geringfügig aus der Bildebene heraus. Die langsame Strömung verringert daher nicht
zusätzlich die Signalintensität während $T_E$. Nach der eigentlichen Messung der Ab-

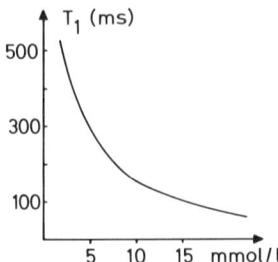

*Abb. 94.* Änderung der $T_1$-Relaxationszeit von reinem Wasser mit zunehmender Konzentration von paramagnetischem Nickelchlorid. [Nach Keeler EK (1983) In Wende S, Thelen M (Hrsg) Kernspin-Tomographie in der Medizin. Springer, Berlin Heidelberg New York Tokyo]

klingkurve ($T_R = 400$–$2\,000$ ms) verlassen die z. T. noch gesättigten Atomkerne den Meßbereich völlig. Zum Zeitpunkt des nächsten Anregungspulses sind dann Atomkerne in der Meßebene, die bisher noch nicht angeregt worden waren und sich somit im thermischen Gleichgewicht befinden. Dies täuscht eine scheinbar kürzere Relaxationszeit $T_1$ vor, so daß niedrige Strömungsgeschwindigkeiten zu einer Zunahme der Intensität führen. Bei hohen Strömungsgeschwindigkeiten dagegen verlassen die angeregten Atomkerne bereits während $T_E$ die Meßebene und können dann überhaupt nicht nachgewiesen werden. *Hohe* Strömungsgeschwindigkeiten führen demnach zu einer *Verringerung* der Bildintensität. In Abb. 93 sind diese Zusammenhänge zwischen Strömungsgeschwindigkeit und Signalintensität bildlich zusammengefaßt.

Mit der derzeit bei NMR-Tomographen erreichbaren Auflösung lassen sich nur größere Gefäße darstellen, die infolge ihrer hohen Strömungsgeschwindigkeiten (Aorta 30–40 cm/s) im NMR-Tomogramm immer dunkel abgebildet werden.

### 4.5.4 NMR-Kontrastmittel

Der durch den Unterschied im Wassergehalt und den Relaxationszeiten bedingte Kontrast zweier Gewebe im NMR-Tomogramm kann durch Zugabe von sog. NMR-Kontrastmitteln vergrößert werden. Im Gegensatz zur Röntgentechnik, in der die verwendeten Röntgenkontrastmittel durch den Gehalt an Schweratomen wie Barium und Jod direkt sichtbar werden, können die Kontrastmittel in der NMR-Technik nur indirekt wirken, indem sie v. a. die Relaxationszeiten des Gewebswassers verkürzen. Dadurch verändern sie nach Gl. (11) die relative Bildhelligkeit im NMR-Tomogramm.

Als potentielle NMR-Kontrastmittel können alle paramagnetischen Verbindungen gelten, d. h. Ionen oder Moleküle, die durch ein ungepaartes Elektron ein starkes magnetisches Moment besitzen. Die Wechselwirkung des ungepaarten Elektrons mit dem Kernspin der Wasserstoffatome führt mit zunehmender Konzentration an Kontrastmittel zu einer Verkürzung der Relaxationszeit des Gewebewassers (Abb. 94).

Es können 2 Klassen von NMR-Kontrastmittel unterschieden werden: Die paramagnetischen Ionen einiger Übergangsmetalle und die stabilen freien Radikale. Eine Übersicht über die paramagnetischen Übergangsmetallionen gibt Tabelle 11.

*Tabelle 11.* Magnetische und biologische Eigenschaften einiger Übergangsmetallionen

| Ion | Verbindung(en) Intraperitoneale $LD_{50}$ [mg/kg KG] | Anreicherung nach i. v.-Applikation | Magnetisches Moment[a] |
|---|---|---|---|
| Mangan $Mn^{2+}$ | $MnSO_4\, 4H_2O$ 534 | Leber, Niere | 5,9 |
| Eisen | $FeCl_3$ 260 | | 5,2 |
| $Fe^{2+}$, $Fe^{3+}$ | $FeCL_2$ 93 | | 5,9 |
| Kupfer $Cu^{2+}$ | $CuSO_4$ 5 | Leber, Blut, Knochenmark | 1,9 |
| Cobalt $Co^{2+}$ | $CoCl_2\, 6H_2O$ 90 | Schilddrüse Leber | 5,0 |
| Chrom $Cr^{3+}$ | $CrCl_3\, 6H_2O$ 520 | Lunge, Leber, Milz | 3,8 |
| Nickel $Ni^{2+}$ | $NiCl_2$ 26 | Hirn, Lunge, Herz | 3,2 |
| Gadolinium $Gd^{3+}$ | $GdCl_3$ 378 | Leber, Milz, Muskelgewebe | 7,9 |

[a] In Einheiten des Bohrschen Magnetons

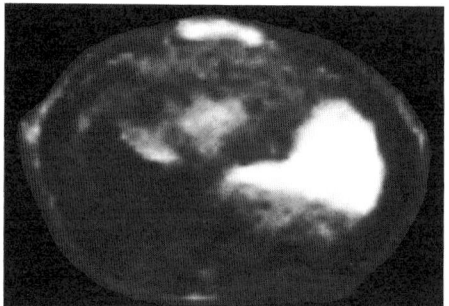

*Abb. 95.* Axiales NMR-Tomogramm einer Ratte. 30 min nach oraler Applikation von 5 ml einer 1 mmolaren Lösung von Gadolinium-DTPA-Dimeglumin wird der gefüllte Magen einer 300 g schweren Ratte durch die verkürzte $T_1$-Relaxationszeit des Wassers sehr kontrastreich abgebildet. Meßbedingungen: $T_E = 28$ ms, $T_R = 500$ ms. (Aufnahme: Schering Berlin, Gerät: 0,35 Tesla-System der University of California-San Francisco)

Abb. 95 und 96 zeigen die axialen NMR-Tomogramme einer Ratte nach oraler bzw. intravenöser Applikation von Gadolinium-DTPA. Während sich oral eingesetzte NMR-Kontrastmittel v. a. zur kontrastreicheren Darstellung des Gastrointestinaltraktes eignen, erlaubt eine intravenöse Applikation die bessere Abgrenzung von entzündlichen Prozessen und ischämischen Bereichen.

Bei den stabilen freien Radikalen handelt es sich um organische Verbindungen,

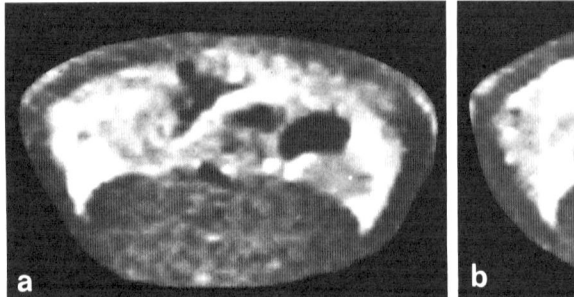
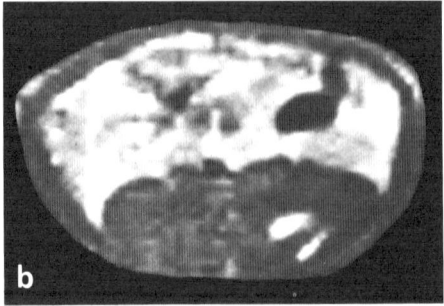

*Abb. 96 a, b.* Axiales NMR-Tomogramm einer Ratte. *a* Im axialen NMR-Tomogramm einer 300 g schweren Ratte kann eine durch Carrageenin induzierte Entzündung in der Rückenmuskulatur nicht nachgewiesen werden. *b* 90 min nach intravenöser Applikation von 1 mmol/kg KG Gadolinium-DTPA-Dimeglumin läßt sich die Entzündung einwandfrei abgrenzen. Aufnahmebedingungen: $T_E = 28$ ms, $T_R = 500$ ms. (Aufnahme: Schering Berlin, Gerät: 0,35 Tesla-System der University of California-San Francisco)

(R = allgemeiner Substituent, der chemisch leicht variiert werden kann)

Piperidin-N-oxyl                Pyrrolidin-N-oxyl

die ein einsames, ungepaartes Elektron besitzen und dadurch paramagnetisch sind. Typische Vertreter dieser Verbindungsklasse sind die Piperidin- und Pyrrolidin-N-Oxyle.

Brasch et al. [149] konnten zeigen, daß die Verbesserung des Kontrasts durch Zugabe von stabilen freien Radikalen mit der Wirkung von paramagnetischen Metallionen vergleichbar ist. Es gelingt, z. B. nach i. v.-Applikation von stabilen freien Radikalen, eine eindeutige Aussage über die Funktionstüchtigkeit von Rattennieren zu machen.

Die Substanzklasse der freien Radikalen bietet gegenüber den Metallionen den Vorteil, daß das chemische Gerüst, in das das Radikale eingebaut ist, chemisch leicht variiert werden kann. Dadurch ist es möglich, das paramagnetische Zentrum z. B. auch in eine Vielzahl von Biomolekülen einzubauen.

Neben den angeführten Beispielen gibt es noch eine ganze Reihe anderer paramagnetischer Verbindungen. So ist z. B. molekularer Sauerstoff paramagnetisch, und tatsächlich zeigen NMR-Tomogramme von Kaninchen bei Beatmung mit reinem Sauerstoff eine Änderung des Kontrasts zwischen Blut und Myokard.

Ein abschließendes Urteil über die Leistungsfähigkeit der verschiedenen NMR-Kontrastmittel ist zum gegenwärtigen Zeitpunkt noch nicht möglich, da insbesondere der Zusammenhang zwischen der Kontrastmittelkonzentration und der beobachteten Bildkontraständerung in Abhängigkeit von der chemischen Struktur des Kontrastmittels noch nicht vollständig im Tierversuch untersucht worden ist. Die chemisch leicht durchführbare Modifikation der paramagnetischen Verbindungen läßt jedoch einen großen Anwendungsbereich erwarten, wenn die Herstellung selektiver Kontrastmittel für die unterschiedlichsten Untersuchungsprobleme gelingt.

## 4.5.5 Meßzeit

Aufgrund des geringen Besetzungszahlunterschieds zwischen der parallelen und antiparallelen Ausrichtung der Kernmagnete ist das NMR-Experiment relativ unempfindlich, so daß zur Erreichung einer ausreichenden Bildqualität die Daten mehrerer Einzelexperimente in einem Rechner aufsummiert werden müssen. Für die Meßzeit T eines Einzelexperimentes gilt

$$T = T_E + T_R,$$

wobei $T_E$ die Zeitspanne zwischen Anregungspuls und Meßbeginn und $T_R$ die Wiederholzeit ist (s. Abb. 90).

$T_R$ liegt zwischen 300 und 2000 ms, so daß für die Aufnahme eines ganzen NMR-Tomogramms, das erst aus mehreren Einzelexperimenten berechnet werden kann, eine totale Meßzeit von 3–15 min benötigt wird. Die Anwendung der multiplanaren oder Multispinecho(Carr-Purcell)-Meßtechnik (s. 4.4) kann die zeitliche Effektivität pro gemessenes Bild wesentlich steigern. Es gilt dann für die Meßzeit *eines* Tomogramms

$$\text{Multiplanar: } T_{total} = \frac{T_E + T_R}{n}$$

mit n = Anzahl der Meßebenen (s. Abb. 82).

$$\text{Multispinecho: } T_{total} = \frac{n\, T_E + T_R}{n}$$

mit n = Anzahl der verschiedenen Spinechos (s. Abb. 80).

Dadurch gelingt es, den zeitlichen Aufwand für die Messung eines *einzelnen* Tomogramms in den Bereich von 30 s zu senken, jedoch bleibt davon die *totale* Meßzeit, nun aber für mehrere Tomogramme, von einigen Minuten unberührt.

Ein weiterer wichtiger Zusammenhang besteht zwischen der totalen Meßzeit und dem örtlichen Auflösungsvermögen. Zur Steigerung des Auflösungsvermögens in der Meßebene um den Faktor 2 muß die 4fache Anzahl von Bildelementen vermessen werden. Bei gleicher Bildqualität (= Signal-Rausch-Verhältnis) wird dazu insgesamt die 16fache Meßzeit benötigt.

## 4.5.6 NMR-Tomographie anderer Atomkerne

Neben Wasserstoff enthalten biologische Gewebe eine ganze Reihe weiterer Elemente. Da jedes dieser Elemente zumindest ein NMR-aktives Isotop enthält, können im Prinzip auch Tomogramme auf der Basis anderer Atomkerne erzeugt werden. Tabelle 12 zeigt eine Übersicht der im Gewebe enthaltenen NMR-aktiven Atomkerne.

*Tabelle 12.* NMR-Empfindlichkeit verschiedener Atomkerne. Die Gesamtempfindlichkeit berücksichtigt die natürliche Häufigkeit des NMR-aktiven Isotops, seine NMR-Empfindlichkeit und das Vorkommen des Elements im Gewebe

| Element | Isotop | Gesamtempfindlichkeit |
|---|---|---|
| Wasserstoff | $^{1}H$ | 1,000 |
| Wasserstoff | $^{2}H$ | $6,2 \cdot 10^{-5}$ |
| Bor | $^{11}B$ | $7,3 \cdot 10^{-7}$ |
| Kohlenstoff | $^{13}C$ | $2,5 \cdot 10^{-4}$ |
| Stickstoff | $^{14}N$ | $3,1 \cdot 10^{-3}$ |
| Stickstoff | $^{15}N$ | $6,0 \cdot 10^{-6}$ |
| Sauerstoff | $^{17}O$ | $4,9 \cdot 10^{-4}$ |
| Fluor | $^{19}F$ | $6,3 \cdot 10^{-5}$ |
| Natrium | $^{23}Na$ | $1 \ \cdot 10^{-3}$ |
| Magnesium | $^{25}Mg$ | $7 \ \cdot 10^{-6}$ |
| Aluminium | $^{27}Al$ | $9 \ \cdot 10^{-7}$ |
| Silizium | $^{29}Si$ | $9,2 \cdot 10^{-8}$ |
| Phosphor | $^{31}P$ | $1,4 \cdot 10^{-3}$ |
| Schwefel | $^{33}S$ | $1,1 \cdot 10^{-6}$ |
| Chlor | $^{35}Cl$ | $8,4 \cdot 10^{-5}$ |
| Kalium | $^{39}K$ | $1,1 \cdot 10^{-4}$ |
| Kalzium | $^{43}Ca$ | $9,1 \cdot 10^{-6}$ |
| Eisen | $^{57}Fe$ | $5,2 \cdot 10^{-9}$ |
| Kupfer | $^{63}Cu$ | $8,5 \cdot 10^{-8}$ |
| Zink | $^{67}Zn$ | $1,8 \cdot 10^{-7}$ |
| Jod | $^{127}J$ | $2,0 \cdot 10^{-8}$ |
| Blei | $^{207}Pb$ | $3 \ \cdot 10^{-9}$ |

Die Zahlenwerte in Tabelle 12 können nur die Größenordnung der NMR-Empfindlichkeiten verdeutlichen, da zum einen die elementare Zusammensetzung der Organe nicht konstant ist (z. B. Anreicherung von Jod in der Schilddrüse) und zum anderen ein großer Teil der Elemente in hochpolymeren oder Feststoffen (z. B. Fluor in Zähnen und Knochen) eingebaut ist und dann wegen der extrem kurzen $T_2$-Relaxationszeit NMR-spektroskopisch nicht erfaßt werden kann.

Der Unterschied der relativen Empfindlichkeiten von mindestens 3 Zehnerpotenzen zum Wasserstoff zeigt jedoch, daß die Messung von NMR-Tomogrammen anderer Atomkerne als Wasserstoff meßtechnisch außerordentlich schwierig ist.

Im Prinzip wäre die Aufnahme eines NMR-Tomogramms mit den folgenden Atomkernen meßtechnisch noch am einfachsten zu realisieren: Stickstoff ($^{14}N$), Phosphor ($^{31}P$) und Natrium ($^{23}Na$). Davon hat Stickstoff 14 eine so extrem kurze Relaxationszeit $T_2$, daß die Messung der NMR-Einzelspektren und damit eines Tomogramms nicht möglich ist.

Auf der Basis des $^{23}Na$-Kerns konnte Delayre das NMR-Tomogramm eines isolierten, perfundierten Rattenherzens messen, wobei die Perfusionsflüssigkeit 145 mmol Natriumionen enthielt. Bei einer Meßfrequenz von 95 MHz betrug die totale Meßzeit 20 min.

Von größtem medizinischen Interesse wären $^{31}P$-NMR-Tomogramme, da die Verteilung der Phosphormetaboliten den Zustand des Energiehaushalts des Gewebes widerspiegelt. Wie im ersten Teil dieses Buchs bereits ausführlich dargestellt, besteht das konventionelle NMR-Spektrum aus mehreren $^{31}P$-Signalen, die den

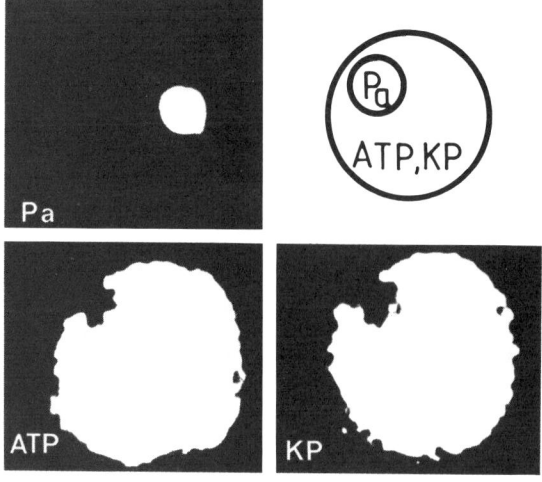

*Abb. 97.* $^{31}$P-NMR-Tomogramme eines Phantoms. Das Phantom besteht aus einem mit einer wäßrigen Lösung von 0,15 mol ATP und 0,7 mol Kreatinphosphat gefüllten 15-mm-Röhrchen und einem mit 1,6 mol anorganischer Phosphatlösung (pH = 5,72) gefüllten 5-mm-Röhrchen. Die Meßfrequenz betrug 146 MHz, die Bildrekonstruktion basierte auf 30 Einzelprojektionen mit jeweils 1024 akkumulierten Spektren. Aus den Einzelprojektionen wurden die NMR-Tomogramme der einzelnen Metaboliten rekonstruiert. [Aus Lauterbur PC et al. (1980) J Magn Reson 38: 343]

Phosphormetaboliten ATP, Kreatinphosphat und dem anorganischem Phosphat zuzuordnen sind. Die nach Anlegen eines Magnetfeldgradienten gemessenen Einzelprojektionen basieren daher auf mehreren Einzelsignalen. Lauterbur hat einen mathematischen Formalismus zur Berechnung von NMR-Tomogrammen der individuellen Phosphormetaboliten entwickelt (Abb. 97).

In biologischen Geweben ist die für die NMR-Technik meßbare Phosphorgesamtkonzentration allerdings wesentlich geringer (50 mmol/l) als in dem in Abb. 97 vermessenen Phantom. Da weiterhin Ganzkörpermessungen wegen des Hauteffekts (s. 2.1) mit einer geringeren Frequenz durchgeführt werden müssen, so daß die Empfindlichkeit verringert wird, werden Messungen von $^{31}$P-NMR-Tomogrammen am Menschen vom gegenwärtigen Kenntnisstand aus in nächster Zukunft nicht realisiert werden können.

Drei weiteren NMR-aktiven Atomkernen muß ein gewisses Potential für die Zukunft zuerkannt werden: Kohlenstoff 13, Deuterium und Fluor. Alle 3 Kerne haben ein sehr geringes Vorkommen im Gewebe, jedoch kann die Gewebekonzentration durch Applikation geeigneter Verbindungen erhöht werden. Durch Messung der entsprechenden Tomogramme könnte die Verteilung dieser Verbindungen als Tracer im Organismus verfolgt werden. Es muß aber darauf hingewiesen werden, daß ein NMR-spektroskopischer Tracer wegen der geringen Empfindlichkeit der Meßmethode in hoher Konzentration im Gewebe vorliegen muß.

Die Anwendung von $^{13}$C-markierten Verbindungen dürfte allein schon wegen des hohen Preises (1 g $^{13}$C-markierte Glukose etwa DM 2000) ausgeschlossen werden. Schweres Wasser ($D_2O$) und v.a. fluorhaltige Blutplasmaersatzstoffe könnten jedoch zur bildlichen Darstellung des kardiovaskulären Systems in Zukunft Bedeutung erlangen.

Zusammenfassend muß festgestellt werden, daß die Messung von NMR-Tomogrammen in absehbarere Zukunft auch weiterhin auf den Wasserstoffkern beschränkt bleiben wird. Eine Ausdehnung auf andere Atomkerne in natürlicher Häufigkeit scheitert an der um mindestens 3 Zehnerpotenzen geringeren Empfindlichkeit.

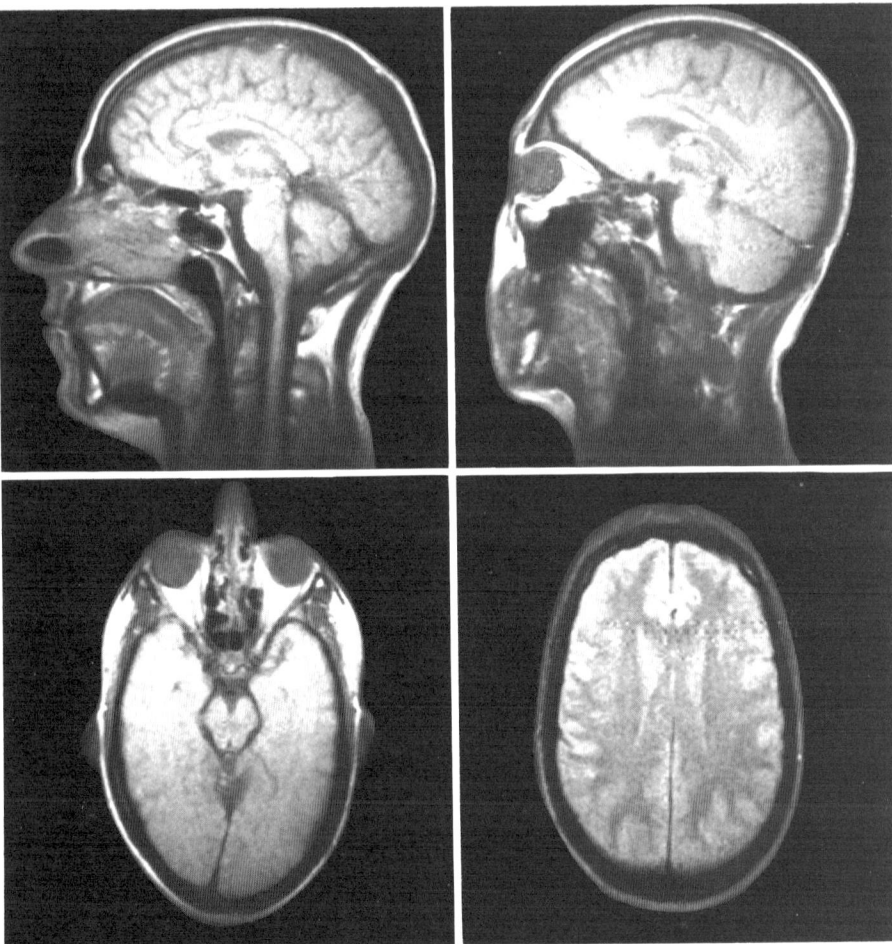

*Abb. 98.* Axiale und Sagittale NMR-Tomogramme des menschlichen Kopfes. Alle Tomogramme zeigen eine Fülle von anatomischen Detailinformationen. So lassen sich N. Opticus, M. rectus lateralis und M. rectus medialis vom angrenzenden Fettgewebe deutlich abgrenzen. Die liquorgefüllten basalen Zisternen werden dunkel abgebildet. (Aufnahme: Siemens, Erlangen)

## 4.6  Beispiele erster Anwendungen der NMR-Tomographie

Ziel dieser Einführung ist v. a. die verständliche Darstellung der Grundlagen der NMR-Spektroskopie und -Tomographie. Im folgenden soll deshalb lediglich an einigen wenigen Beispielen ein erster Eindruck von der gegenwärtigen Leistungsfähigkeit der NMR-Tomographie gegeben werden. Aufgrund der raschen Entwicklung auf diesem Gebiet sollen dabei v. a. die prinzipiellen Möglichkeiten der Technik aufgezeigt werden. Am Ende dieses Kapitels werden zur Ergänzung einige Literaturhinweise gegeben, die dem Leser den Zugang zur Originalliteratur erleichtern sollen.

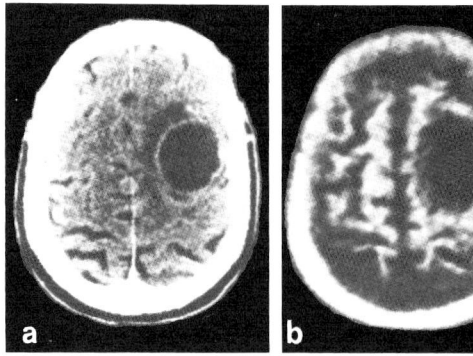

*Abb. 99 a, b.* Computer- *(a)*, und NMR-Tomogramm *(b)* eines Patienten mit Glioblastoma multiforme. In beiden Tomogrammen kann der Tumor nachgewiesen werden. Im NMR-Tomogramm kann jedoch der Tumor vom Begleitödem nicht abgegrenzt werden. Die Aufnahme erfolgte mit Hilfe der Inversion-recovery-Technik, so daß das Tumorgewebe mit dem längeren $T_1$-Wert dunkel abgebildet wird. Aufnahmebedingungen: Aufnahmezeit 4 min, Inversion-recovery-Technik ($T_1 = 400$ ms, $T_R = 1000$ ms); Bildrekonstruktion auf der Basis von 180 Einzelprojektionen in eine $256 \times 256$ Bildmatrix; Schichtdicke 9 mm. (Aufnahme: Steiner RE, Young IR, London)

## 4.6.1 Kopf

NMR-Tomogramme des Kopfbereichs sind wegen des Fehlens von Eigenbewegungen trotz mehrminütiger Meßzeit von hervorragender Bildqualität (Abb. 98).

Die axialen und sagittalen NMR-Tomogramme erlauben eine deutliche Abgrenzung vieler Strukturen wie Hypophyse, Chorioidalplexus, Cerebellum, 4. Ventrikel usw. Daneben lassen sich die verschiedenen Gyri und Sulci erkennen. Besonders hervorzuheben ist die klare Differenzierung zwischen grauer und weißer Hirnsubstanz. Liquorgefüllte Hohlräume werden in der Regel dunkel abgebildet, da die angeregten Atomkerne der leicht beweglichen Flüssigkeit die Bildebene während des Meßvorgangs verlassen und kein meßbares NMR-Signal ergeben (s. 4.6.3).

Die durchgeführten Untersuchungen zeigen, daß die im Computertomogramm nachgewiesenen Hirntumoren sich meist auch im NMR-Tomogramm problemlos nachweisen lassen. Ein Vergleich zwischen CT und NMR-Tomogramm am Beispiel eines Glioblastoms (Glioblastoma multiforme) läßt einen grundsätzlichen Unterschied zwischen beiden Abbildungstechniken erkennen (Abb. 99). Das perifokale Begleitödem kann im NMR-Tomogramm vom Tumor nicht deutlich abgegrenzt werden, da Tumor und Ödem vergleichbare Relaxationszeiten und einen erhöhten, aber gleichen Wassergehalt aufweisen.

Ergänzend zeigt Abb. 100 die Tomogramme eines Hirnabszesses. Das Computertomogramm läßt den kleinen Abszeß in seinem Begleitödem eindeutig erkennen, während im NMR-Tomogramm, das bei den gewählten Aufnahmeparametern einem Protonendichtebild entspricht, der Abszeß und die entzündliche Schwellung infolge des erhöhten, aber gleichen Wassergehalts ebenfalls nicht differenziert werden können.

Im Gegensatz zur Computertomographie läßt sich ein Hirninfarkt im NMR-Tomogramm i. allg. früher nachweisen, da die rasch einsetzende Verlängerung der

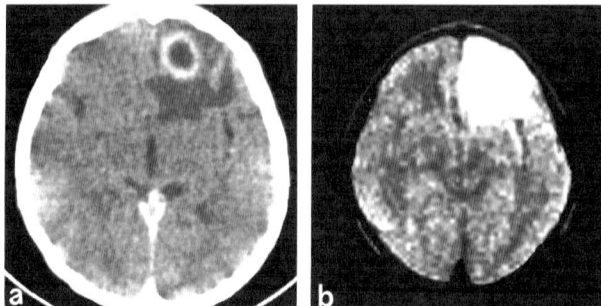

*Abb. 100 a, b.* Computer- *(a)* und NMR-Tomogramm *(b)* eines Hirnabszesses. Aufnahmebedingungen: $T_R = 1720$ ms; $T_E = 36$ ms. Im Gegensatz zum Computertomogramm, das die Ringstruktur des Abszesses im perifokalen Ödem erkennen läßt, kann im NMR-Tomogramm der Abszeß vom Begleitödem nicht abgegrenzt werden, da sowohl der Abszeß als auch die entzündliche Schwellung einen erhöhten, aber gleichen Wassergehalt haben. (Aufnahme: Priv. Doz. Dr. W. Huk, Universität Erlangen)

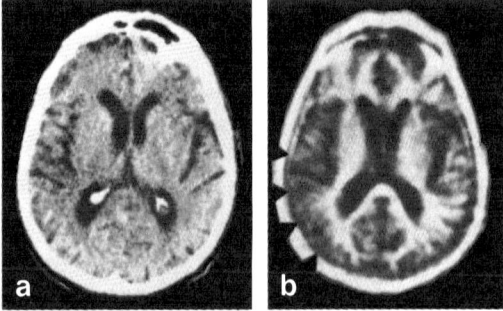

*Abb. 101 a, b.* Computer- *(a)* und NMR-Tomogramm *(b)* eines Hirninfarkts. Aufnahmebedingungen wie in Abb. 99. Das Computertomogramm weist auf eine gering abschwächende Läsion und Aufweitung der Sulci im Bereich des linken Operculum posterior hin. Im Inversion-recovery-NMR-Tomogramm ist eine wesentlich größere Läsion im Operculum nachweisbar *(Pfeile).* (Aufnahme: Steiner RE, Young IR et al., Hammersmith Hospital London)

$T_1$-Relaxationszeit des betroffenen Gewebes besonders in der Inversion-recovery-Technik zu einer deutlichen Abnahme der Bildintensität führt (Abb. 101).

Nach den ersten Erfahrungen ist die NMR-Tomographie eine hervorragende Untersuchungsmethode zur Diagnose der verschiedenen Stadien der multiplen Sklerose. Die signifikante Verlängerung der Relaxationszeit der Plaques führt zu einer kontrastreichen Darstellung der herdförmigen Veränderungen, die dadurch in Lage und Größe deutlich abgegrenzt werden können (Abb. 102).

### 4.6.2 Körperstamm

Im Bereich der Wirbelsäule lassen sich im NMR-Tomogramm die Bandscheiben deutlich abbilden. Zur Diagnose von Erkrankungen in diesem Bereich erweist sich im Vergleich zur Computertomographie die unproblematische Sagittaldarstellung als besonders vorteilhaft (Abb. 103).

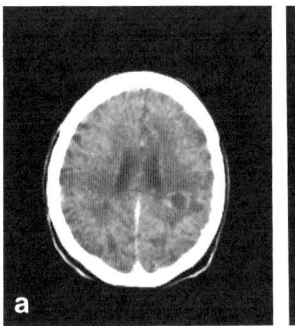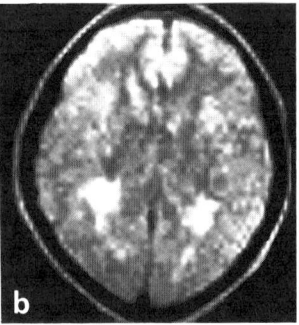

*Abb. 102a, b.* Computer- *(a)* und NMR-Tomogramm *(b)* eines Patienten mit multipler Sklerose. Aufnahmeparameter: $T_R = 1720$ ms, $T_E = 35$ ms. Die herdförmigen Veränderungen der multiplen Sklerose werden im NMR-Tomogramm wesentlich deutlicher dargestellt als im Computertomogramm. Die Verlängerung der Relaxationszeit durch den Demyelinisierungsprozeß führt bei den angegebenen Aufnahmeparametern zu einem relativ intensiven Signal der Plaques [Aus Huk W (1983) in Wende S, Thelen M (Hrsg) Kernspin-Tomographie in der Medizin. Springer, Berlin Heidelberg New York Tokyo

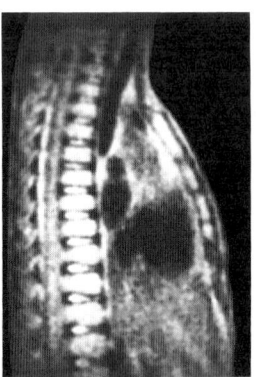

*Abb. 103.* Mediosagittales NMR-Tomogramm des Thorax. Während die Organe des Thoraxraums durch ihre Eigenbewegung unscharf abgebildet werden, ist die Struktur der Wirbelsäule mit den Bandscheiben deutlich zu erkennen. Weiterhin ist das Rückenmark gut abgrenzbar. (Aufnahme: Bruker, Karlsruhe)

Wegen der mehrminütigen Meßzeit führt die Eigenbewegung der Organe im Thorax- und Retroperitonealraum durch Herzschlag, Atmung und Peristaltik zu Bewegungsartefakten. Trotz dieser Einschränkungen hat es sich gezeigt, daß NMR-Tomogramme von Organen des Körperstamms mit sehr guter Qualität erhalten werden können. Abbildung 104–112 zeigen am Beispiel von Erkrankungen der Leber exemplarisch die Möglichkeiten der NMR-Tomographie.

Die Qualität von Aufnahmen im Thoraxraum kann wesentlich verbessert werden, wenn die zeitliche Abfolge des NMR-Tomographie-Experiments mit dem EKG synchronisiert wird. Unter diesen Bedingungen ist es auch möglich, artefaktfreie Aufnahmen des Herzens zu erhalten (Abb. 113).

Gefäße werden infolge des strömenden Blutes dunkel abgebildet und können vom umgebenden Gewebe i. allg. sehr gut differenziert werden (Abb. 119).

Der hohe Bildkontrast der Gefäße gegenüber dem umliegenden Gewebe erlaubt die problemlose Erfassung von Aneurysmen und Ablagerungen (Abb. 115 und 116).

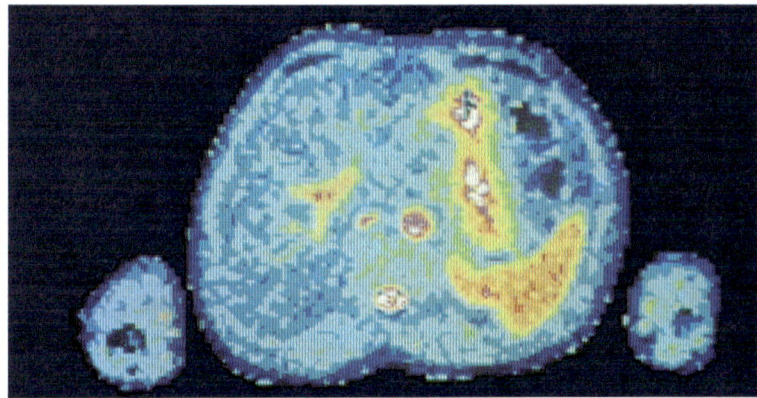

*Abb. 104.* Axiales NMR-Tomogramm des Abdomens. Dieses sog. $T_1$-Tomogramm gibt die $T_1$-Zeit des Gewebes bildlich wieder. In der im Tomogramm angegebenen Farbskala werden kurze Relaxationszeiten dunkelblau und längere $T_1$-Werte gelb bzw. rot dargestellt. Das Tomogramm einer gesunden Kontrollperson zeigt die Leber mit einem $T_1$-Wert von 150–155 ms. Deutlich sind die Leberpforte, Milz, Magen, A. abdominalis, V. cava inferior und das Rückenmark abgrenzbar ($B_0 = 0,04$ Tesla). (Aufnahme: Prof. J. R. Mallard, M&D Technology, Aberdeen)

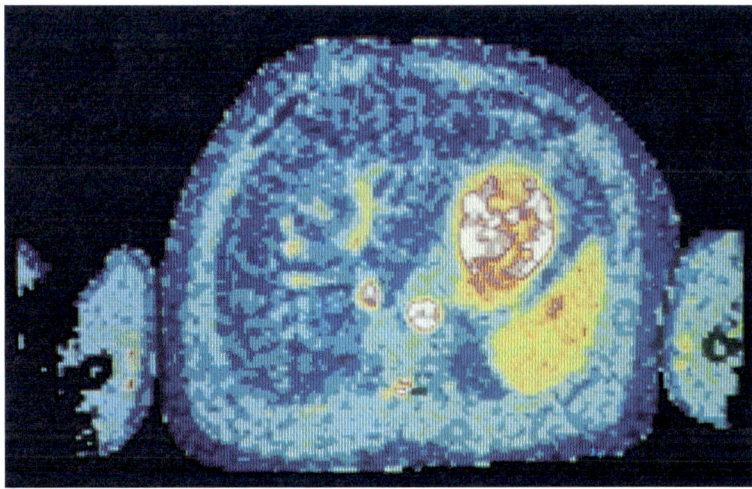

*Abb. 105.* Alkoholinduzierte Zirrhose. Die Fettinfiltration der Leber bei Alkoholabusus mit beginnendem zirrhotischem Umbau ist deutlich an den orange abgebildeten ($T_1 = 180$ ms) Einlagerungen in der dunkelblau dargestellten Leber ($T_1 = 130–140$ ms) nachzuweisen. Der Magen weist starke Schleimhautfalten auf, und die Milz ist etwas vergrößert. ($B_0 = 0,04$ Tesla) (Aufnahme: Prof. J. R. Mallard, M&D Technology, Aberdeen)

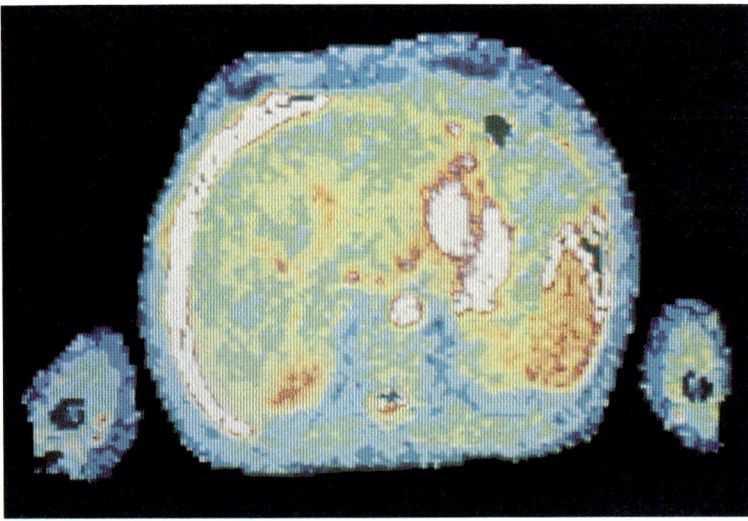

*Abb. 106.* Zirrhose mit Aszites. Der $T_1$-Wert der gesamten Leber ist deutlich verlängert (180–190 ms). Der Aszites wird wegen des langen $T_1$-Werts von 650–700 ms weiß abgebildet. Weiterhin ist die vergrößerte Milz deutlich abgrenzbar ($B_0 = 0{,}04$ Tesla). (Aufnahme: Prof. J. R. Mallard, M&D Technology, Aberdeen)

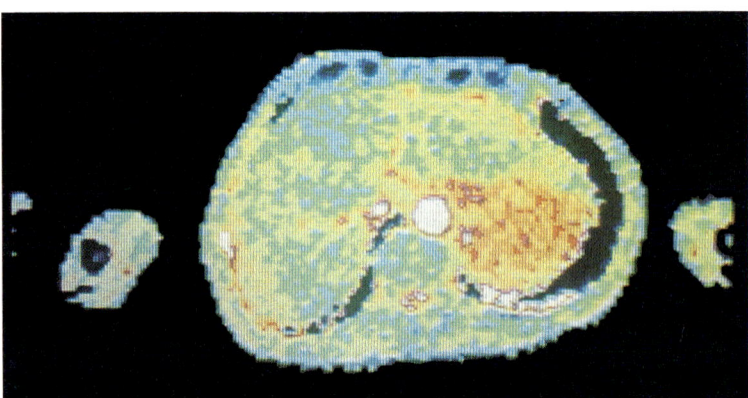

*Abb. 107.* Chronische Hepatitis. Die Leber zeigt eine deutlich verlängerte $T_1$-Relaxationszeit von 180–190 ms. Das Tomogramm zeigt einen Teil der basalen Lungenabschnitte *(schwarz)* und eine Flüssigkeitsansammlung im Pleurabereich *(weiß)* ($B_0 = 0{,}04$ Tesla). (Aufnahme: Prof. J. R. Mallard, M&D Technology, Aberdeen)

*Abb. 110.* Cholangiokarzinom. Der Tumor mit einem $T_1$-Wert von 350 ms umfaßt praktisch die ge- ▶ samte Leber. Der $T_1$-Wert des Tumors liegt in der gleichen Größenordnung wie bei der Zirrhose, unterscheidet sich davon aber durch eine gleichmäßigere Verteilung ($B_0 = 0{,}04$ Tesla). (Aufnahme: Prof. J. R. Mallard, M&D Technology, Aberdeen)

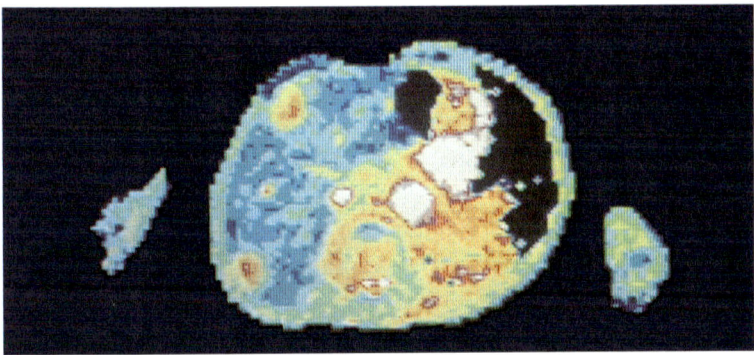

*Abb. 108.* Metastasen. Runde Metastasen ($T_1 = 350–306$ ms) eines Primärkarzinoms des Colon sigmoideum. Der $T_1$-Wert des gesunden Lebergewebes ist normal ($T_1 = 160$ ms). Luft im Darm *(schwarz)* und Flüssigkeit im Magen *(weiß)* sowie V. cava inferior und Aorta abdominalis sind deutlich zu erkennen ($B_0 = 0{,}04$ Tesla). (Aufnahme: Prof. J. R. Mallard, M&D Technology, Aberdeen)

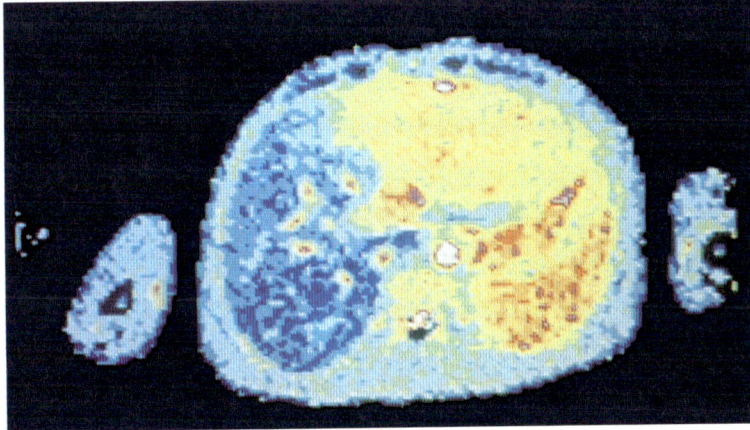

*Abb. 109.* Hepatom. Das NMR-Tomogramm zeigt das Hepatom in der linken Leberhälfte ($T_1 = 340–350$ ms). Die Milz ist stark vergrößert und verlagert den Magen ($B_0 = 0{,}04$ Tesla). (Aufnahme: Prof. J. R. Mallard, M&D Technology, Aberdeen)

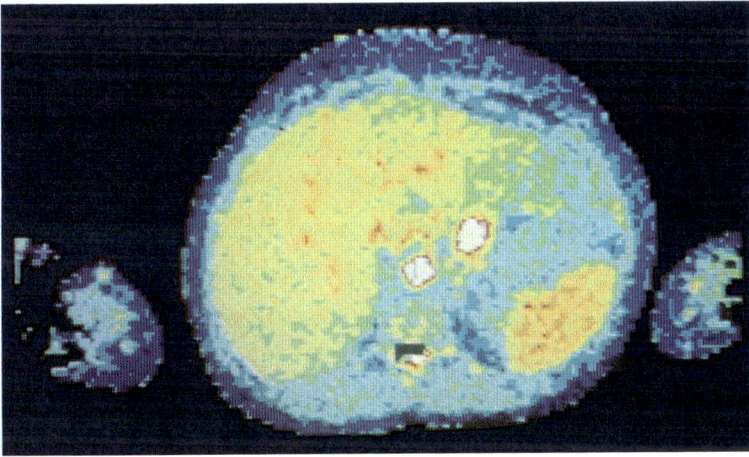

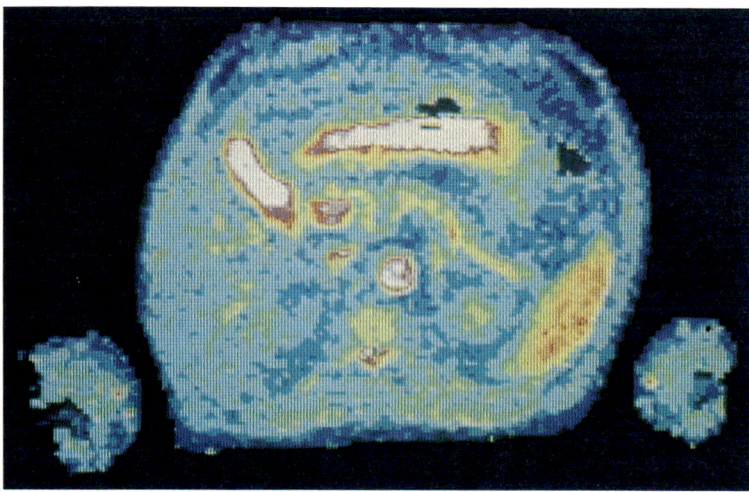

*Abb. 111.* Obstruktiver Ikterus. Im NMR-Tomogramm wird die Gallenblase wegen der Obstruktion des Ductus choledochus durch ein Ödem nach Steinabgang gut dargestellt. Weiterhin ist die Milzvene deutlich zu sehen ($B_0 = 0,04$ Tesla). (Aufnahme: Prof. J. R. Mallard, M&D Technology, Aberdeen)

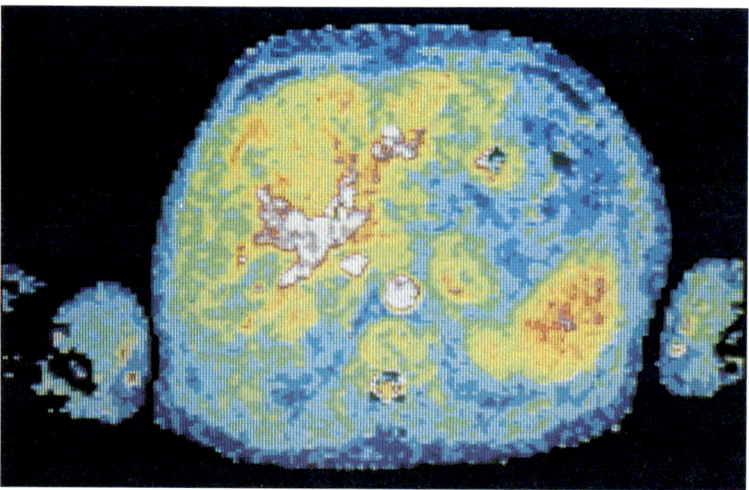

*Abb. 112.* Obstruktiver Ikterus bei Pankreaskarzinom. Aufstau des Ductus choledochus und der intrahepatischen Gallenwege durch ein Pankreaskarzinom. Die intrahepatischen Gallenwege sind durch eine lange $T_1$-Zeit gekennzeichnet und zeigen einen typischen Verlauf ($B_0 = 0,04$ Tesla). (Aufnahme: Prof. J. R. Mallard, M&D Technology, Aberdeen)

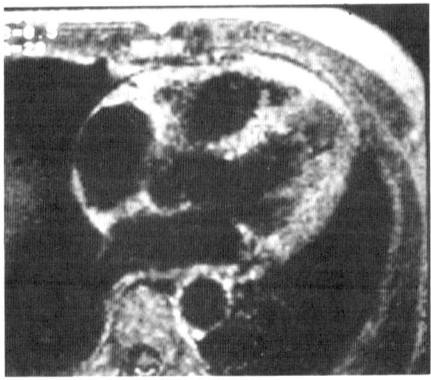
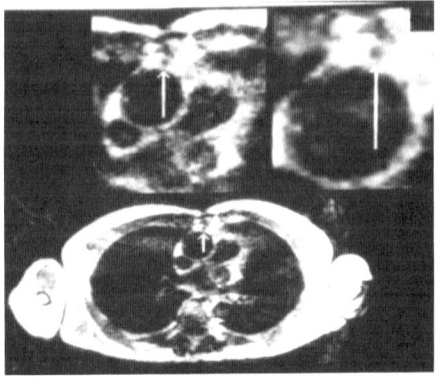

*Abb.113 (Links).* Axiales NMR-Tomogramm des Herzens. Durch EKG-Synchronisation der NMR-Einzelmessung gelingt die bewegungsartefaktfreie Abbildung des Herzens. Die verschiedenen Herzkammern, Septum interatriale und interventriculare und die Aorta werden deutlich dargestellt. (Aufnahme: Prof. L. Kaufman, Diasonics, San Francisco). [Aus Schaaf H (1983) in Wende S, Thelen M (Hrsg) Kernspin-Tomographie in der Medizin. Springer, Berlin Heidelberg New York Tokyo

*Abb.114 (Rechts).* Axiales NMR-Tomogramm des Thoraxraums. Aufnahmebedingungen: $T_R = 500$ ms; $T_E = 28$ ms. Die Identifizierung eines koronaren Bypass verdeutlicht das hohe Auflösungsvermögen der NMR-Tomographie. (Aufnahme: Prof. L. Kaufman, Diasonics, San Francisco). [Aus Schaaf H (1983) in Wende S, Thelen M (Hrsg) Kernspin-Tomographie in der Medizin. Springer, Berlin Heidelberg New York Tokyo]

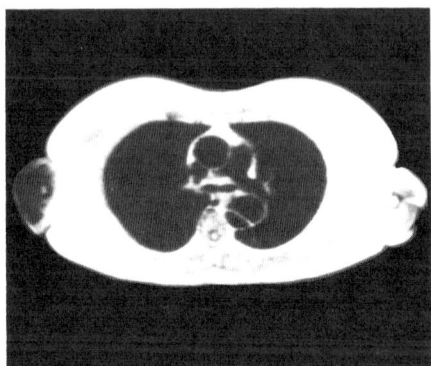
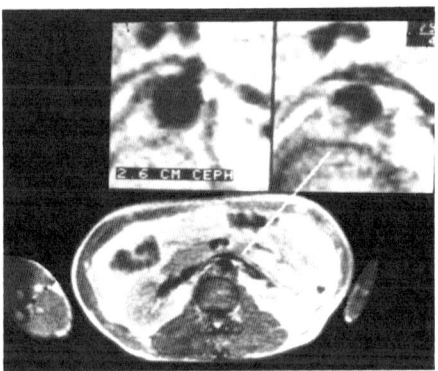

*Abb.115 (Links).* NMR-Tomogramm eines Aortenaneurysmas mit Dissektion. Aufnahmebedingungen: $T_R = 1000$ ms, $T_E = 28$ ms. Eine Dissektion der Aorta descendens ist deutlich erkennbar. Das Aortenlumen sowie das durchströmte Dissektat werden durch die Blutströmung dunkel abgebildet. In den ventralen Abschnitten sind die Aorta ascendens, die Pulmonalarterie, die V. cava superior und die Trachealbifurkation gut dargestellt. (Aufnahme: Prof. L. Kaufman, Diasonics, San Francisco). [Aus Schaaf H (1983) in Wende S, Thelen M (Hrsg) Kernspin-Tomographie in der Medizin. Springer, Berlin Heidelberg New York Tokyo]

*Abb.116 (Rechts).* Axiales NMR-Tomogramm des Abdomens. Aufnahmebedingungen: $T_R = 1000$ ms, $T_E = 28$ ms. Der Ausschnitt *(oben rechts)* zeigt deutlich eine Plaque in der Aorta abdominalis, die 2,6 cm weiter kaudal *(oben Mitte)* nicht mehr erkennbar ist. Im Tomogramm wird die Gefäßanatomie gut dargestellt: A. und V. mesenterica sowie linke V. renalis und beide Zwerchfellschenkel. [Aus Schaaf H (1983) in Wende S, Thelen M (Hrsg) Kernspin-Tomographie in der Medizin. Springer, Berlin Heidelberg New York Tokyo]

## 4.7 Gesundheitliche Risiken der NMR-Tomographie

### 4.7.1 Wirkung der physikalischen Größen auf den Organismus

Während der Aufnahmedauer eines NMR-Tomogramms von mehreren Minuten wird der menschliche Körper 3 physikalischen Einflüssen ausgesetzt: dem homogenen, statischen Magnetfeld, den veränderlichen Magnetfeldern zur Erzeugung und Schaltung der Magnetfeldgradienten und der eingestrahlten Radiofrequenzenergie. Im folgenden soll kurz auf die eventuellen gesundheitlichen Risiken dieser Einflüsse eingegangen werden.

Über die Wirkung *statischer Magnetfelder* auf biologische Systeme liegen bereits seit längerem Untersuchungen vor, jedoch ergibt sich bei Durchsicht der publizierten Ergebnisse ein insgesamt recht konfuses Bild. So wurde zunächst über eine starke Zunahme der T-Wellenamplitude im EKG von Labortieren in Magnetfeldern von über 0,3 Tesla berichtet. Dieses Phänomen konnte im Rahmen einer ausführlichen Studie allein auf die Induktion einer Spannung durch die Blutströmung senkrecht zum Magnetfeld zurückgeführt werden. Es konnten keine Blutdruckänderungen, Arrhythmien oder Änderungen der Herzfrequenz beobachtet werden. Die Zunahme der T-Wellenamplitude hat daher keine physiologischen Ursachen und Auswirkungen und verschwindet sofort nach Abschalten des Feldes.

Genetische Studien an Drosophila melanogaster in Magnetfeldern von 3,7 Tesla ergaben keine nachweisbaren Schädigungen. Früher publizierte Meßergebnisse über Änderungen der Enzymaktivitäten konnten in Feldern bis zu 20 Tesla nicht reproduziert werden.

Die physiologische Wirkung der *Radiofrequenzstrahlung* beruht auf der Gewebeerwärmung durch die absorbierte Energie. Im Zuge einer NMR-spektroskopischen Untersuchung liegen die maximalen Werte der absorbierten Leistung bei etwa 4 W/kg. Dies würde bei 10minütiger Einwirkung zu einer theoretischen Gewebeerwärmung von 0,7 °C führen. Dieser Wert wurde unter der Voraussetzung berechnet, daß das Gewebe *keine* Möglichkeit hat, Energie an die Umgebung durch Wasserverdunstung oder Strahlung abzugeben. Die tatsächliche Gewebeerwärmung dürfte daher wesentlich geringer sein. Die totale aufgenommene Radiofrequenzenergie ist wesentlich geringer als bei der seit Jahren zu therapeutischen Zwecken eingesetzten Kurzwellenbestrahlung, so daß ein gesundheitliches Risiko für den Patienten nahezu ausgeschlossen werden kann.

Die bei der Messung des NMR-Tomogramms wirkenden *zeitlich veränderlichen Magnetfelder* können im Körper elektrische Ströme induzieren und dadurch Störungen hervorrufen. Zwar ist über die Änderung einiger physiologischer Werte, wie Hormonspiegel im Urin von Ratten und ein leichter Rückgang der Anzahl der Leukozyten bei Mäusen, bei Anlegen eines veränderlichen Magnetfeldes berichtet worden, jedoch sind Schlußfolgerungen über eine mögliche Gewebeschädigung von mehreren Seiten angezweifelt worden, da viele Ursachen für die Änderung dieser äußerst labilen physiologischen Parameter verantwortlich sein können.

Nach einer Modellrechnung von Budinger [153] führt ein sich mit 1 Tesla/s änderndes Magnetfeld zu einer Stromdichte von $1\,\mu A/cm^2$. Zum Vergleich: Die Stromdichten im Zusammenhang mit dem Aktionspotential von Nerven liegen bei $3\,000\,\mu A/cm^2$. Da jedoch Stromdichten ab $300\,\mu A/cm^2$ Herzfibrillation hervorrufen, könnte in diesem Bereich nach dem bisherigen Kenntnisstand das relativ größte Risiko der NMR-Tomographie liegen. Es muß aber eindeutig darauf hingewiesen werden, daß die bei den heute üblichen experimentellen Bedingungen auftretenden Stromdichten um mindestens zwei Größenordnungen unterhalb der kritischen Grenze liegen.

Eindeutig als direkte Wirkung des magnetischen Wechselfeldes auf den menschlichen Körper dokumentiert ist das Auftreten eines als „magnetische Phosphene" bezeichneten Phänomens, wonach beim Anlegen eines magnetischen Wechselfeldes mit einer Frequenz von 20–40 Hz und einer Feldstärke von über 10 mT im menschlichen Auge Lichtflimmern und abnorme Farbspiele auftreten. Diese nach den bisherigen Erkenntnissen völlig reversiblen visuellen Störungen sind wahrscheinlich auf den Einfluß des Magnetfeldes auf die lichtempfindlichen Photorezeptoren in der Netzhaut zurückzuführen.

Erst in jüngster Zeit sind systematische Untersuchungen über die biologischen Effekte des gesamten NMR-Tomographieexperiments, d. h. unter Einwirkung aller physikalischen Größen, durchgeführt worden. So konnten nach ausführlichen Studien an Bakterien und Lymphozyten keine schädlichen Auswirkungen beobachtet werden.

Zusammenfassend läßt sich feststellen, daß im Verhältnis zu den ionisierend wirkenden Röntgenstrahlen der Computertomographie, deren gesundheitsschädigende Wirkung lange bekannt ist, die bei der NMR-Tomographie auf den menschlichen Körper einwirkenden statischen und zeitlich veränderlichen Magnetfelder und die eingestrahlte Radiofrequenzenergie ein sicherlich weitaus geringeres Risiko darstellen. Bisher ließen sich irreversible Schädigungen noch nicht nachweisen, jedoch sind in Anbetracht der zunehmenden Bedeutung der magnetischen Resonanztechniken in der Medizin weitere Untersuchungen nötig, um die völlige Gefahrlosigkeit der Untersuchungsmethode eindeutig nachzuweisen.

## 4.7.2 Risiko durch Metallimplantate

Neben der Einwirkung physikalischer Größen auf das Gewebe muß bei der NMR-tomographischen Untersuchung eines Menschen auch der Einfluß auf im Körper implantierte Metallkörper wie Herzschrittmacher und chirurgische Clips berücksichtigt werden.

Moderne Herzschrittmacher (Gewicht etwa 50–70 g) sind meist in einem Metallgehäuse aus Edelstahl oder Titan montiert. Die elektrischen Signale (typische Werte: 5 V, 10 mA und 1 ms) werden direkt am Myokard angelegt, wobei über einen Regelkreis die Schrittmacherfunktion nur dann einsetzt, wenn die aktuelle Herzfrequenz unter einen kritischen Wert fällt. Störungen der Betriebssicherheit eines Herzschrittmachers können durch mehrere Einflüsse verursacht werden. Wegen der unterschiedlichen Bauprinzipien der auf dem Markt befindlichen Modelle sind allgemeingültige Aussagen über die Störanfälligkeit während einer NMR-tomographischen Untersuchung nicht möglich. Im folgenden können nur die Hauptursachen für evtl. auftretende Ausfälle behandelt werden.

Das statische Magnetfeld führt bei vielen Modellen durch Schließen eines Relais zum Ausfall des Regelkreises, der die eigenständige Herztätigkeit überwacht, so daß die Herzschrittmacherfunktion sofort einsetzt. Zum Schließen des Relais reichen bereits Magnetfeldstärken von 0,1 mT aus, die bei einem 0,5-T-Magneten in einer Entfernung von über 5 m herrscht. Dieser Vorgang wird auch bei der klinischen Routineüberprüfung der Funktionstüchtigkeit entsprechender Schrittmacher durch Anlegen eines kleinen Magneten auf den Brustkorb des Patienten durchgeführt und ist somit mit keinerlei Risiko verbunden.

Weit gravierender sind bei einigen Herzschrittmachern Störungen durch den Einfluß von Radiofrequenzstrahlungen und zeitlich veränderlichen Magnetfeldgradienten, die dem Regelkreis eine ausreichende Herzfrequenz vortäuschen, so daß bei Bedarf die Schrittmacherfunktion nicht einsetzt. Darüber hinaus treten zumindest bei einigen der in den USA verwendeten Geräten beim Einbringen in das Magnetfeld so starke Kräfte auf, daß eine Gefährdung des Patienten durch die ruckartige Bewegung des Schrittmachers nicht ausgeschlossen werden kann. Wegen des noch nicht abschätzbaren Risikos sollten Patienten mit Herzschrittmachern zum gegenwärtigen Zeitpunkt NMR-tomographisch nicht untersucht werden und einen Sicherheitsabstand von mindestens 6 m zum Zentrum des Magneten einhalten.

Im Körper implantierte Metallteile können bei der NMR-tomographischen Untersuchung zu Komplikationen führen. Nichtferromagnetische Werkstoffe wie verschiedene Amalgame und Gold führen zu keiner Artefaktbildung, während durch ferromagnetische Metalle, z. B. in bestimmten Kieferstahlspangen erhebliche Abbildungsfehler im Kopfbereich verursacht werden. Von besonderer Bedeutung ist die Wirkung des Magnetfeldes auf im Körper verbleibende chirurgische Implantate (z. B. hämostatische Clips), die z. T. aus ferromagnetischen Materialien hergestellt sind. Beim Einbringen des Patienten in das Magnetfeld können an diesen Implantaten Kräfte auftreten, die mit großer Wahrscheinlichkeit zu einer Lageveränderung führen und dadurch mit einem erheblichen Risiko für den Patienten verbunden sind. Mit zunehmender Bedeutung der NMR-Technik in der Humanmedizin ist jedoch zu erwarten, daß in steigendem Maße nichtferromagnetische Legierungen und Metalle zur Herstellung chirurgischer Clips verwendet werden.

### 4.7.3 Sicherheitsempfehlungen

Abschließend sind die unverbindlichen Sicherheitsempfehlungen einiger Organisationen angegeben.

*1. National Radiological Protection Board, U.K. (1980)*
   Statische Magnetfelder: $< 2,5$ T
   Geschaltete Gradientenfelder: $< 20$ T/s
   Radiofrequenzeinstrahlung: bis 15 MHz und $< 1$ W/kg

*2. National Radiation Protection Board (USA)*
   Statische Magnetfelder: $< 2,5$ T
   Geschaltete Gradientenfelder: $< 25$ T/s
   Radiofrequenzeinstrahlung: $< 70$ W (Ganzkörper)

## Literatur zu Kap. 4

*Monographien und Fortschrittsberichte*

*NMR Imaging in biomedicine.*Mansfield P, Morris PG, Academic Press, London New York, 1982
*Nuclear magnetic resonance imaging in medicine.* Kaufman L, Crooks LE, Margulis AR, Igakun-Shoin, Tokyo, 1981
*Kernspin-Tomographie in der Medizin.* Wende S, Thelen M (Hrsg), Springer, Berlin Heidelberg New York Tokyo 1983

*Das erste NMR-Tomogramm*

*Image formation by induced local interactions: Examples employing nuclear magnetic resonance.* Lauterbur PC, Nature 242: 190 (1973)

*Übersichtsartikel*

*NMR-Spektroskopie am Menschen.* Limbach HH, Nach Chem Techn Lab 28: 860 (1980)
*Principles and methods of imaging by proton NMR.* Chambron J, Armspach JP, Wecker D, J Biophys Med Nucl 5: 89 (1981)
*Physical Principles of NMR-tomography.* Loeffler W, Oppelt A, Eur J Radiol 1: 338 (1981)
*Kernspin-Tomographie.* Ganssen A et al., Computer-Tomogr 10 (1981)
*Die Kernspintomographie (KST) und ihre klinischen Anwendungsmöglichkeiten.* Zeitler E, Schittenhelm R, Electromedica 49: 2 (1981)
*NMR-Tomographie.* Roth K, Gronenborn A, Chem i u Zeit 16: 35 (1982)
*Kernspinresonanz-Tomographie.* Habermehl A, Graul EH, Dtsch Aerztebl 79: 17 (1982)
*Initial clinical evaluation of a whole body NMR tomograph.* Young IR et al., J Comput Assist Tomogr 6: 1 (1982)
*NMR imaging in medicine.* Pykett IL, Sci Am 246 (5): 54 (1982)
*Principles of NMR imaging.* Pykett IL et al., Radiology 143: 157 (1982)
*Bildgebende Kernresonanz.* Stetter E, Kastler J, Funkschau 1982: 43
*Kernspin-Tomographie: Bilder aus torkelnden Atomkernen.* Karcher HL, Selecta 50: 4674 (1982)
*NMR imaging techniques and applications: A review.* Bottomley PA, Rev Sci Instrum 53: 1319 (1982)
*NMR imaging.* Andrew ER, Acc Chem Res 16: 114 (1983)
*Kernspin-Tomographie – „Röntgen" ohne Strahlenbelastung.* Zeitler E et al., Dtsch Apothek Z 123: 241 (1983)
*Magnetische Kernresonanz.* Strecker E, Dtsch Med Wochenschr 108: 551 (1983)
*NMR-Tomographie.* Buchmann F, Heinzerling J, GIT Lab Med 6: 102 (1983)
*Kernmagnetische Resonanz in der Medizin.* Oppelt A, Physik i u Zeit 14: 7 (1983)
*The diagnostic value of morphology and relaxations time in NMR-imaging of the body.* Rupp N, Reiser M, Stetter E, Eur J Radiol 3: 68 (1983)

*Aufnahmeparameter*

*Visualization of cerebral and vascular abnormalities by NMR imaging. The effect of imaging parameters on contrast.* Crooks LE et al., Radiology 144: 843 (1982)
*Clinical efficiency of NMR imaging.* Crooks LE et al., Radiology 146: 123 (1983)
*Signal, noise, and contrast in NMR imaging.* Edelstein WA et al., J Comput Assist Tomogr 7: 391 (1983)

*Ausgewählte Originalliteratur*

*Gehirn*

*NMR tomography of the brain.* Hollans GN et al., J Comput Assist Tomogr 4: 1 (1980)
*NMR tomography of the brain: Coronal and sagittal sections.* Holland GN et al., J Comput Assist Tomogr 4: 429 (1980)
*NMR tomography of the brain: a preliminary clinical assessment with demonstration of pathology.* Hawkes RC et al., J Comput Assist Tomogr 4: 577 (1980)
*Imaging of the brain by NMR.* Lancet II: 53 (1981)

*Imaging of the brain by NMR.* Doyle FH et al., Lancet II: 53 (1981)

*NMR observations in alcoholic cerebral disorder and the role of vasopressin.* Besson JAO et al., Lancet II: 923 (1981)

*NMR imaging of brain tumours unrevealed by CT.* Einsiedel H Gräfin von, Löffler W, Eur J Radiol 2: 226 (1982)

*NMR imaging in Wilson disease.* Steiner RE, Young IR et al., J Comput Assist Tomogr 7: 1 (1983)

*NMR imaging of Arnold-Chiari type I malformation with hydromyelia.* Buonanno FS et al., J Comput Assist Tomogr 7: 126 (1983)

*NMR-imaging in white matter disease of the brain using spin-echo sequences.* Young IR et al., J Comput Assist Tomogr 7: 290 (1983)

*NMR imaging of the brain in systemic lupus erythematosus.* Steiner RE et al., J Comput Assist Tomogr 7: 461 (1983)

*NMR tomography of the central nervous system: Comparison of two imaging sequences.* Huk W et al., J Comput Assist Tomogr 7: 468 (1983)

*NMR-Untersuchungen bei Erkrankungen des Gehirns und Rückenmarkes.* Huk W. In: Kernspin-Tomographie in der Medizin. Wende S, Thelen M (Hrsg) Springer, Berlin Heidelberg New York Tokyo, 1983

*Vergleich von NMR und CT anhand direkter Sagittal-Schnitte des Gehirnschädels.* Blümm RG. In: Kernspin-Tomographie in der Medizin. Wende S, Thelen M (Hrsg) Springer, Berlin Heidelberg New York Tokyo, 1983

*Kardiovaskuläres System*

*NMR tomography of the normal heart.* Hawkes RC et al., J Comput Assist Tomogr 5: 605 (1981)

*NMR imaging of the cardiovascular system: Normal and pathologic findings.* Herfkens RJ et al., Radiology 147: 749 (1983)

*NMR imaging of the infarcted muscle: A rat model.* Kaufmann L et al., Radiology 147: 761 (1983)

*Three-dimensional display of NMR cardiovascular images.* Bottomley PA et al., J Comput Assist Tomogr 7: 172 (1983)

*NMR imaging of atherosclerotic disease.* Herfkens RJ et al., Radiology 148: 161 (1983)

*Erste Ergebnisse der Kernspin-Tomographie bei Gefäßerkrankungen.* Zeitler E et al. In: Kernspin-Tomographie in der Medizin. Wende S, Thelen M (Hrsg) Springer, Berlin Heidelberg New York Tokyo, 1983

*Thorax und Mamma*

*Oesophageal carcinoma demonstrated by whole-body NMR imaging.* Smith FW et al., Br Med J 282: 510 (1981)

*NMR imaging and evaluation of human breast tissue: Preliminary clinical trials.* Ross RJ et al., Radiology 143: 195 (1982)

*NMR imaging of the thorax.* Gamsu G et al., Radiology 147: 473 (1983)

*Initial experience with NMR imaging of the human breast.* El Yousef SA et al., J Comput Assist Tomogr 7: 215 (1983)

*Clinical application of NMR using FONAR technique in diseases of the breast and lung.* Keeler EK. In: Kernspin-Tomographie in der Medizin. Wende S, Thelen M (Hrsg) Springer, Berlin Heidelberg New York Tokyo, 1983

*Abdomen und Retroperitonealraum*

*NMR tomography of the normal abdomen.* Hawkes RC, J Comput Assist Tomogr 5: 613 (1981)

*NMR imaging of the liver: Initial experience, NMR tomographic imaging in liver disease.* Smith FW et al., Lancet I: 963: (981)

*NMR imaging of the pancreas.* Smith FW et al., Radiology 142: 677 (1982)

*NMR imaging of the kidney.* Crooks LE, Kaufman L et al., Radiology 146: 425 (1983), 147: 765 (1983)

*NMR imaging of the gallbladder.* Crooks LE, Kaufman L et al., Radiology 147: 481 (1983)

*NMR imaging of the adrenal gland: A preliminary report.* Crooks LE et al., Radiology 147: 155 (1983)

*NMR imaging of induced renal lesions.* London DA, Radiology 148: 167 (1983)

*Die Kernspin-Tomographie des Abdomens und des Beckens.* Rödl W, Lutz H, Oppelt A. In: Kern-spin-Tomographie in der Medizin. Wende S, Thelen M (Hrsg) Springer, Berlin Heidelberg New York Tokyo, 1983

*HNO-Bereich*

*Work in progress: NMR anatomy of the larynx and tongue base.* Lufkin RB et al., Radiology 148: 173 (1983)
*NMR: Normale und pathologische Befunde im HNO Bereich.* Zeitler E et al. In: Kernspin-Tomogra-phie in der Medizin. Wende S, Thelen M (Hrsg) Springer, Berlin Heidelberg New York Tokyo, 1983

*NMR-Kontrastmittel*

*Relaxation Rate Enhancement observed in vivo by NMR imaging.* Doyle FH et al. J Comput Assist Tomogr 5: 295 (1981)
*Ansatzmöglichkeiten für Kontrastmittelanwendungen in der Kernspin-Tomographie.* Niendorf HP, Weinmann HJ. In: Kernspin-Tomographie in der Medizin. Wende S, Thelen M (Hrsg) Springer, Berlin Heidelberg New York Tokyo, 1983
*NMR study of a paramagnetic nitroxide contrast agent for enhancement of renal structures in experi-mental animals.* Brasch RC et al. Radiology 147: 773 (1983)
*Potential oral and intravenous paramagnetic NMR contrast agents.* Runge VM et al. Radiology 147: 789 (1983)
*Methods of contrast enhancement for NMR imaging and potential applications.* Brasch RC, Radio-logy 147: 781 (1983)

*Gesundheitliche Risiken der NMR-Technik*

*Magnetic field effects on biological systems.* Tenford TS, Plenum Press, New York, 1979
*NMR in vivo Studies: Known threshholds for health effects.* Budinger TF, J Comput Assist Tomogr 5: 800 (1981)
*The effects of NMR exposure on living organisms I: A microbial assay.* Thomas A, Morris PG, Br J Radiol 54: 615 (1981)
*The effects of NMR exposure on living organisms: A genetic study of human lymphocytes.* Cooke P, Morris PG, Br J Radiol 54: 622 (1981)
*The effects of NMR on patients with cardiac pacemakers.* Pavlicek W et al., Radiology 147: 149 (1983)
*Potential hazards and artifacts of ferromagnetic and nonferromagnetic surgical and dental materials and devices in NMR imaging.* New PFJ et al., Radiology 147: 139 (1983)
*Risiken und Gefahren der NMR-Tomographie.* Rinck PA, Dtsch Med Wochenschr 108: 992 (1983)

# 5 Ausblick

Bereits die ersten Anwendungen auf biochemische und medizinische Fragestellungen haben eindrucksvoll bewiesen, daß mit der NMR-Spektroskopie und -Tomographie neue Methoden von herausragender Bedeutung zur Verfügung stehen. Die potentiellen Anwendungsgebiete reichen von der Diagnose von Enzymmangelkrankheiten durch die Konzentrationsbestimmung der Phosphormetaboliten bis zur Tumordiagnose anhand der NMR-Tomogramme. Es wäre verfrüht, die NMR-Spektroskopie und -Tomographie mit anderen bereits etablierten Verfahren abschließend zu vergleichen, da ein routinemäßiger klinischer Einsatz von Ganzkörper-NMR-Systemen erst seit kurzem auf breiter Basis möglich ist. Die Möglichkeiten, z.B. des bildgebenden Verfahrens, können noch nicht vollständig übersehen werden, da der Zusammenhang zwischen den bildbestimmenden Gewebeeigenschaften und den Meßparametern noch nicht vollständig untersucht worden ist. Bereits jetzt zeichnen sich jedoch die folgenden prinzipiellen Vor- und Nachteile der NMR-Technik ab.

*Vorteile der NMR-Technik*
- Völlig nichtinvasiv.
- Nach bisherigem Kenntnisstand gesundheitlich völlig unbedenklich.
NMR-Spektroskopie:
- Durch Auflegen von Oberflächenspulen können sonst unzugängliche Organe, z.B. das Gehirn, biochemisch nichtinvasiv untersucht werden.
NMR-Tomographie:
- Bildmäßige Darstellung v.a. der Weichteile.
- Änderung des Bildkontrasts durch die Meßparameter.

*Nachteile der NMR-Technik*
- Ganzkörper-NMR-Meßsysteme sind sehr teuer.
- Zusätzlich können erhebliche bauliche Maßnahmen nötig werden.
- Patienten mit Herzschrittmachern und metallischen Implantaten können nicht untersucht werden.
NMR-Spektroskopie:
- Relativ hohe Magnetfeldstärken werden benötigt, so daß nur teure supraleitende Magnetsysteme verwendet werden können.
NMR-Tomographie:
- Die Meßzeit von einigen Minuten ist lang.
- Das Auflösungsvermögen ist gegenüber der Computertomographie geringer (aber höher als in der Szintigraphie).
Die angegebenen Vor- und Nachteile zeigen klar, daß die NMR-Technik eine wertvolle Ergänzung zu den bewährten Methoden darstellt, jedoch diese sicherlich nicht

ersetzen kann. Welchen Stellenwert der NMR-Spektroskopie und -Tomographie in Zukunft zukommen wird, hängt entscheidend von den Ergebnissen der gerade einsetzenden systematischen Erprobung im klinisch-diagnostischen Routinebetrieb ab.

*Anhang A*

*Das NMR-Experiment im rotierenden Koordinatensystem*

Aus didaktischen Gründen wurde in 2.1 und 4.3 eine stark vereinfachte Darstellung des NMR-Experiments gegeben, die für ein weiteres Vordringen in die Originalliteratur nicht ausreicht. Um dem Leser diesen Übergang zu erleichtern, wird im folgenden eine detaillierte Darstellung mit Hilfe des zum tieferen Verständnis unbedingt notwendigen rotierenden Koordinatensystems gegeben.

Aus den Gesetzen der Quantentheorie folgt unmittelbar, daß sich Kernspins nicht genau parallel oder antiparallel ausrichten, sondern bezüglich der Magnetfeldrichtung einen bestimmten Winkel einnehmen müssen (Abb. 117). Die allgemein übliche Bezeichnung „parallel" und „antiparallel" beschreibt somit nur ungenau die räumliche Ausrichtung.

Der Winkel zwischen dem Kernspin und der Magnetfeldachse führt nach den Gesetzen der klassischen Physik zu einer Drehung (Präzession) der Kernspins um die Magnetfeldrichtung. In einem mechanischen Vergleich entspricht dies der Bewegung eines Kinderkreisels im Schwerefeld der Erde (Abb. 118).

*Abb. 117.* Präzession der Kernspins um die Magnetfeldachse    "parallel"    "antiparallel"

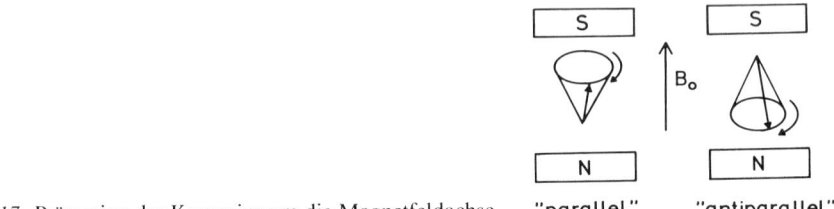

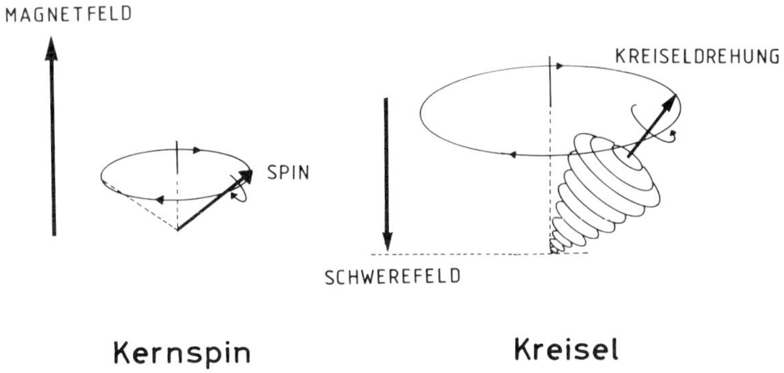

*Abb. 118.* Präzession eines Kernspins um die Magnetfeldachse und eines Kinderkreisels um die Richtung des Schwerefeldes

Für die Präzessionsfrequenz gilt die Larmor-Beziehung

$$\nu_0 = \frac{\gamma}{2\,\pi} \cdot B_0.$$

Bei der Summierung der atomaren Magnete zur Gesamtmagnetisierung der Probe ist die relative Lage des Einzelmagneten auf dem Präzessionskreisel unerheblich; durch die Mittlung über viele Atomkerne liegt die Gesamtmagnetisierung genau parallel zur Magnetfeldrichtung und dreht sich mit der Frequenz $\nu_0$ (Abb. 119).

Die Einstrahlung des $B_1$-Wechselfeldes durch die Sendespule in Form eines Pulses erfolgt senkrecht zur Magnetfeldrichtung (x-Achse), wobei das $B_1$-Feld in 2 Teilwellen zerlegt werden kann, die einen gegenläufigen Drehsinn haben (sog. zirkular polarisierte Teilwellen, s. Abb. 120). Nur die Teilwelle, deren Drehsinn mit der Rotationsrichtung der Gesamtmagnetisierung übereinstimmt, kann zu einer Wechselwirkung führen. Nur diese Teilwelle betrachten wir daher im folgenden.

Im Resonanzfall ist die Rotationsfrequenz der $B_1$-Teilwelle gleich der Präzessionsfrequenz der Atomkerne ($\nu_1 = \nu_0$). Die Drehung der $B_1$-Teilwelle wie auch der Gesamtmagnetisierung erschwert sowohl die bildliche als auch die mathematische Beschreibung der physikalischen Vorgänge während des NMR-Experiments. Es ist daher zweckmäßig, von einem normalen, raumfesten Koordinatensystem in ein Koordinatensystem überzugehen, das sich mit der Larmor-Frequenz um die z-Achse mitdreht (rotierendes Koordinatensystem (Abb. 121). Zur Unterscheidung vom raumfesten Koordinatensystem (x, y, z) werden die Achsen des rotierenden Koordinatensystems mit x', y' und z' bezeichnet.

Dieser zum tieferen Verständnis der NMR-Spektroskopie wichtige Schritt soll in einem bildhaften Vergleich verdeutlicht werden (Abb. 122).

Im rotierenden Koordinatensystem liegen im Resonanzfall die Teilwelle des $B_1$-Feldes in x'-Richtung und die Gesamtmagnetisierung in z'-Richtung. Es erfolgt dann eine Präzession von $M_0$ in der z'-y'-Ebene um die $B_1$-Achse (s. Abb. 69). Die in diesem Zusammenhang verwendeten Begriffe eines 90°- und 180°-Pulses sind daher streng genommen nur für das rotierende Koordinatensystem definiert. Nach Abschalten des $B_1$-Pulses strebt die Magnetisierung durch die beiden Relaxationsmechanismen wieder ihrem Gleichgewichtszustand zu (Abb. 70).

Zwar ist die mathematische Beschreibung des Resonanzexperiments im rotierenden Koordinatensystem sehr einfach, allerdings kann der elektronische Nachweis der Resonanz selbstverständlich nur in der raumfesten, in x-Richtung liegenden Empfangsspule erfolgen. Das in dieser Spule gemessene Signal ergibt sich aus den Betrachtungen im rotierenden Koordinatensystem erst nach Rücktransformation des Koordinatensystems. Durch die spezielle elektronische Aufarbeitung des Originalsignals (phasenempfindliche Detektion) im NMR-Spektrometer wird jedoch ein Signal gewonnen und im Rechner gespeichert, das genau den Vorgängen im rotierenden Koordinatensystem entspricht, so daß eine Rücktransformation zur Beschreibung des *verarbeiteten* Signals nicht notwendig ist. Mit anderen Worten: *Das nach der elektronischen Aufarbeitung im Spektrometer gewonnene Signal entspricht den Vorgängen im rotierenden Koordinatensystem;* deshalb ist es zweckmäßig und sinnvoll, alle physikalischen Vorgänge im rotierenden Koordinatensystem zu analysieren.

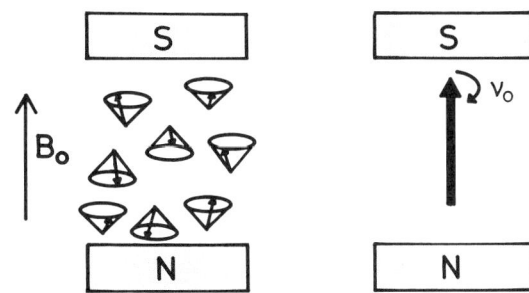

*Abb. 119.* Summierung der Einzelspins zur Gesamtmagnetisierung

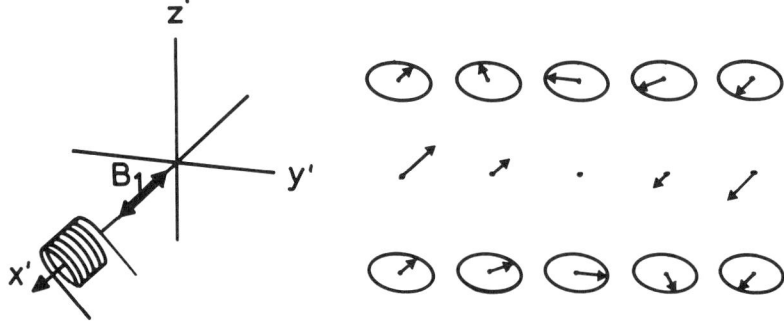

*Abb. 120.* Zerlegung des magnetischen Wechselfeldes $B_1$ in 2 gegenläufige Teilwellen

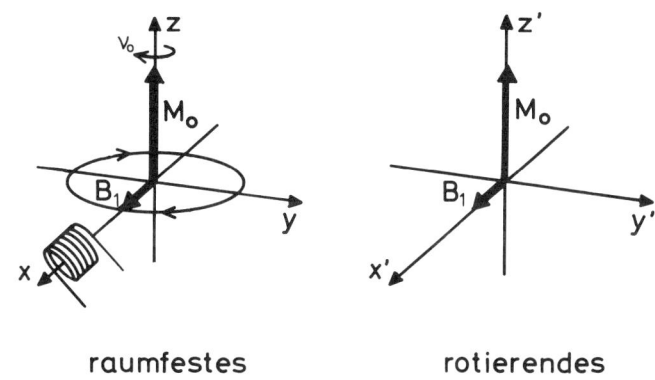

**raumfestes**          **rotierendes**

## Koordinatensystem

*Abb. 121 a, b.* Übergang vom raumfesten in das rotierende Koordinatensystem

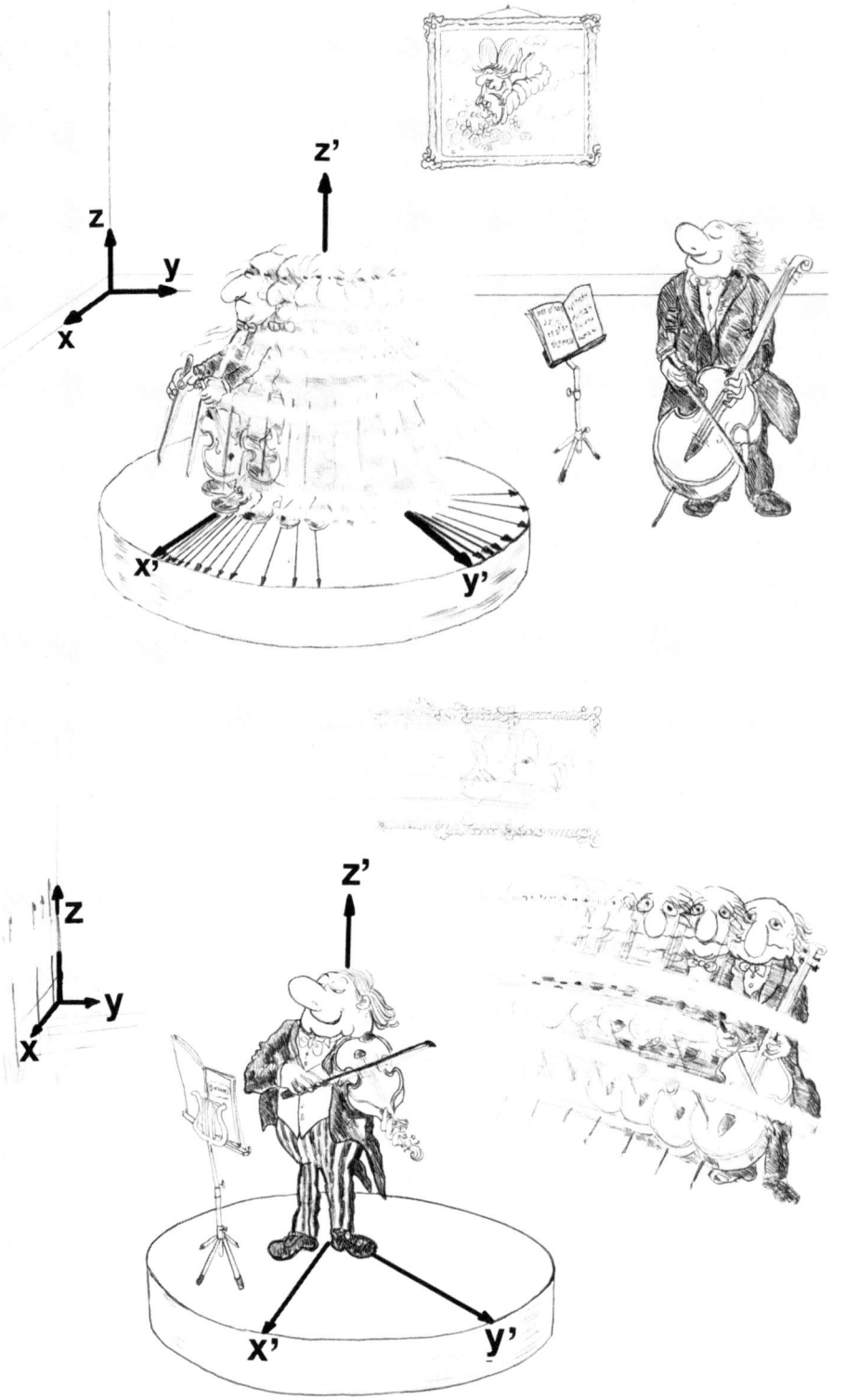

*Anhang B*

*Glossar*

*Abschirmung.* Schwächung des von außen angelegten Magnetfeldes am Kernort durch das in der Elektronenhülle induzierte Gegenfeld (→ chemische Verschiebung).

*Boltzmann-Verteilung.* Die Verteilung der Kernmagnete auf die beiden Energieniveaus, die der parallelen und antiparallelen Ausrichtung entsprechen, wird quantitativ durch die Boltzmann-Verteilung beschrieben.

$$\frac{N_{antiparallel}}{N_{parallel}} = \exp\left(-\frac{\Delta E}{kT}\right),$$

wobei k die Boltzmann-Konstante, $\Delta E$ der Energieunterschied zwischen den Energieniveaus und T die absolute Temperatur ist.

*Carr-Purcell-Experiment.* Nach einem 90°-Puls können durch aufeinanderfolgende 180°-Inversionspulse mehrere Spinechos erzeugt werden, die z. B. zusammen oder einzeln zu Tomogrammen verarbeitet werden können (Multispinechomethode).

*Chemische Verschiebung.* Abhängigkeit der Resonanzfrequenz eines Atomkerns von der chemischen Bindung des Atoms bzw. der Struktur des Moleküls. Dieser Unterschied beruht im wesentlichen auf der Abschwächung des angelegten Magnetfeldes durch die Elektronenhülle (→ Abschirmung).

*Fast-Fourier-Transformation.* Von Cooley und Tukey entwickeltes Verfahren zur Fourier-Transformation von digitalisierten Daten. Dieses Rechenverfahren ist außerordentlich schnell und wird heute ausnahmslos verwendet.

*Fourier-Transformation.* Mathematisches Verfahren zur Berechnung einer Größe als Funktion der Frequenz aus der entsprechenden Zeitfunktion.

*FID („free induction decay").* Die nach Anlegen eines Anregungspulses gemessene Abklingkurve. Dies entspricht einem Zerfall der durch den Puls erzeugten Induktion ohne äußere Einwirkung (frei).

*Gauss.* Früher verwendete Einheit der Magnetfeldstärke. Nach den heute verbindlichen SI-Einheiten durch das Tesla (T) ersetzt.

1 Tesla = 10 000 Gauss = 10 Kilogauss (kG)

---

◄ *Abb. 122 a, b.* Der Übergang vom raumfesten in das rotierende Koordinatensystem. Viele physikalische Vorgänge können nur in einem entsprechend gewählten Bezugssystem einfach beschrieben werden. In einigen Fällen kann es daher zweckmäßig sein, vom vertrauten raumfesten in ein zunächst komplizierter erscheinendes Koordinatensystem überzugehen, um komplizierte Vorgänge einfach darstellen zu können. Dieser Vorgang wird an einem Streichquartett verdeutlicht. *a* Für den Geiger, der sich im rotierenden Koordinatensystem befindet, ist es nicht möglich mitzumusizieren, da die Noten auf einem Notenständer im raumfesten Koordinatensystem stehen. Diese sind nur für den Cellisten (und uns) im raumfesten Koordinatensystem lesbar. *b* Wird der Notenständer (und wir) in das rotierende Koordinatensystem gebracht (Koordinatentransformation), so kann der Geiger (und wir) die Noten ohne Schwierigkeiten lesen. Diesmal ist es für den Cellisten im raumfesten Koordinatensystem nicht möglich mitzumusizieren

*Gradient.* Meist lineare Änderung der Magnetfeldstärke mit einer Raumrichtung.

*Gyromagnetisches Verhältnis.* Atomkernspezifische Proportionalitätskonstante ($\gamma$) zwischen Magnetfeldstärke und Resonanzfrequenz.

*Hauteffekt.* Die Zunahme des elektrischen Widerstandes bei Hochfrequenzen mit zunehmender Eindringtiefe.

*Kernquadrupolmoment.* Ein elektrisches Moment, das durch die unsymmetrische Verteilung der elektrischen Ladung im Atomkern verursacht wird und nur in Atomkernen mit einer Spinquantenzahl $> \frac{1}{2}$ beobachtet wird. Die NMR-Signale dieser Atomkerne (z.B. $^{14}N$) sind meist sehr breit und daher für die Messung eines Tomogramms nicht geeignet.

*Kernspin.* Die Eigenrotation (Spin) der Atomkerne führt zu den magnetischen Eigenschaften, die im NMR-Experiment nachgewiesen werden.

*Kryomagnet.* Magnet, dessen Spule aus einer bei tiefen Temperaturen ($< 8$ K) supraleitenden Legierung besteht.

*Lorentz-Linie.* Ein Signal der Form

$$I(v) = \frac{a}{b + (v - v_0)^2}$$

wird als Lorentz-Linie bezeichnet. Diese Signalform wird i. allg. für NMR-Signale in homogenen Magnetfeldern beobachtet.

*Larmor-Frequenz.* Die Präzessionsfrequenz $v_0$ der Kernmagnete senkrecht zur Richtung des äußeren Magnetfeldes

$$v_0 = \frac{\gamma}{2\pi} B_0,$$

wobei $B_0$ die Magnetfeldstärke und $\gamma$ das gyromagnetische Verhältnis ist.

*$\pi/2$ bzw. $\pi$-Puls.* Synonym für den 90- bzw. 180°-Puls.

*Präzession.* Drehung eines magnetischen Moments um die Magnetfeldachse.

*Quadrupolare Atomkerne.* Atomkerne mit einem Kernquadrupolmoment ($\rightarrow$).

*Quenching.* Plötzlicher Verlust der supraleitenden Eigenschaft des Spulenmaterials, z.B. durch Temperaturerhöhung. Die Gesamtenergie des Magneten wird schlagartig in Form von Wärme frei, was zur Verdampfung des zur Kühlung benutzten Heliums führt.

*Relaxationszeit $T_1$ und $T_2$.* Charakteristische Zeitkonstanten, die die zeitliche Einstellung des thermischen Besetzungszahlgleichgewichts beschreiben und von der Beweglichkeit des Atomkerns im Molekül abhängen.

*Saturation-recovery-Technik.* Durch einen 90°- oder mehrere aufeinanderfolgende Anregungspulse können alle Energieniveaus gleich besetzt werden (Sättigung). Der anschließende Relaxationsprozeß (Erholung) kann mit einem 90°-Beobachtungspuls verfolgt werden.

*Sättigung.* Gleichbesetzung der beiden NMR-Energieniveaus.

*Shimsspulen.* Korrekturspulen, mit denen vorhandene Feldstärkeinhomogenitäten ausgeglichen werden können.

*Signal-Rausch-Verhältnis.* Relativer Abstand zwischen der Signalhöhe und dem mittleren Rauschen. Für eine definierte Standardlösung ist das S/N-Verhältnis ein Maß für die Qualität des NMR-Meßsystems.

*Spin.* Eigenrotation von Elementarteilchen (z. B. Protonen, Elektronen), die zu deren magnetischen Eigenschaften führen.

*Spindichte.* Anzahl der Kernmagnete pro Volumenelement.

*Spinecho.* Durch Anlegen eines 180°-Inversionspulses kann die durch Magnetfeldinhomogenitäten verursachte Abnahme der Quermagnetisierung kompensiert werden. Die folgende Pulssequenz erzeugt ein Spinecho $90°-t_e-180°-t_e$-Echo.

*Spinentkopplung.* Die in einigen Fällen (z. B. $^{13}C-^{1}H$) beobachtbare Spin-Spin-Kopplung kann durch Einstrahlen eines zweiten Radiofrequenzfeldes (Doppelresonanz) im Resonanzbereich eines der beiden Kerne unterdrückt werden.

*Spinquantenzahl.* Die Spinquantenzahl ist eine charakteristische Konstante jedes Atomkerns und kann die Werte Null oder Vielfache von ½ annehmen. Aus der Spinquantenzahl (I) ergibt sich die Zahl der Energieniveaus in einem angelegten Magnetfeld $(2I+1)$.

*Spin-Gitter-Relaxationszeit $T_1$.* Die Relaxationszeit $T_1$ ist die charakteristische Zeitkonstante des Auf- und Abbaus der Längsmagnetisierung und wird durch die Wechselwirkung zwischen den Kernmagneten und der Umgebung (Gitter) bestimmt.

*Spin-Spin-Kopplung.* Die Wechselwirkung zwischen NMR-aktiven Atomkernen innerhalb eines Moleküls kann zu einer zusätzlichen Feinstruktur der Signale führen. Diese Signalaufspaltung kann jedoch nur bei hoher Auflösung beobachtet werden.

*Spin-Spin-Relaxationszeit $T_2$.* Die $T_2$-Relaxationszeit ist die charakteristische Zeitkonstante des Auf- und Abbaus der Quermagnetisierung und wird durch die Wechselwirkung zwischen den Kernmagneten untereinander und der Umgebung bestimmt.

*Tesla.* SI-Einheit der Magnetfeldstärke.

*Thermisches Gleichgewicht.* Die Verteilung auf mehrere Energieniveaus, wenn sie der Boltzmann-Verteilung entspricht.

*Topical-magnetic-resonance(TMR)-Spektroskopie.* Bezeichnung für die Messung des NMR-Spektrums eines begrenzten Bereichs innerhalb eines größeren (biologischen) Objekts.

*Zeeman-Effekt.* Aufspaltung der Energieniveaus in einem äußeren Magnetfeld.

*Zeugmatographie.* Von Lauterbur geprägter Begriff, der die Verknüpfung des Magnetfeldes mit der Radiofrequenz durch das Objekt verdeutlichen soll.

# 6 Sachverzeichnis

# Kernspin-Tomographie in der Medizin

Theorie, Praxis, Klinische Ergebnisse

Herausgeber: **S. Wende, M. Thelen**

1983. 147 Abbildungen. X, 134 Seiten
(24 Seiten in Englisch)
DM 68,–. ISBN 3-540-12424-1

**Inhaltsübersicht:** Einführung in das Prinzip der Kernspin-Tomographie. – Physikalische Grundlagen der Aufnahmesequenzen zur Bildgewinnung in der Kernspinresonanz-Tomographie. – Vorzüge von Widerstandsmagneten unter dem Aspekt der Wirtschaftlichkeit. – The Clinical Potential of NMR Imaging. – Praktische Perspektiven der Kernspin-Resonanz in der Medizin. – Überlegungen zur Planung einer NMR-Tomographie-Abteilung. – Diskussionsbeitrag. – Aspekte der veränderlichen $T_1$-Wartezeit bei anatomischen NMR-Studien. – NMR-Untersuchungen bei Erkrankungen des Gehirns und Rückenmarkes. – Vergleich von NMR und CT anhand direkter Sagittal-Schnitte des Gehirnschädels. – NMR: Normale und pathologische Befunde im HNO-Bereich. – Das Technicare NMR-System unter besonderer Berücksichtigung dreidimensionaler und getriggerter Datenakquisition. – Clinical Application of NMR Using the FONAR Technique in Diseases of the Breast and Lung. – Die Kernspin-Tomographie des Abdomens und des Beckens. – Erste Ergebnisse der Kernspin-Tomographie bei Gefäßerkrankungen. – Ansatzmöglichkeiten für Kontrastmittelanwendungen in der Kernspin-Tomographie. – Das Diasonics NMR-Gerät (Entwicklung und Untersuchungen zusammen mit der University of California, San Francisco).

Im Jahre 1972 begann in der Röntgendiagnostik eine neue Ära. Das Zeitalter der Röntgenologie ging in das Zeitalter der Computer-Tomographie über. Möglicherweise stehen wir heute wiederum am Beginn eines neuen Zeitalters: Das Zeitalter der radiologischen Diagnostik ohne Röntgenstrahlen. Dieses Buch gibt einen Überblick über die derzeitigen Möglichkeiten der Kernspin-Tomographie. Sie wird die Möglichkeiten der Gewebedifferenzierung im Bild noch weiter verbessern und Informationen über Konsistenz und biochemisches Verhalten liefern. Nur durch eine intensive und optimale interdisziplinäre Zusammenarbeit zwischen klinischen Disziplinen und theoretischen Institutionen können in Zukunft die Möglichkeiten der Kernspin-Tomographie voll ausgeschöpft werden.

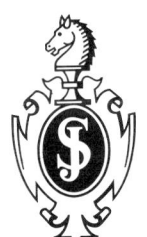

Springer-Verlag
Berlin
Heidelberg
New York
Tokyo

# Die Radiologische Klinik

Diese neue radiologische Buchreihe aus dem Springer-Verlag wendet sich an alle Ärzte, die bildgebende Verfahren einsetzen oder ihre Ergebnisse interpretieren müssen. **Die Radiologische Klinik** vertritt keine Schule und favorisiert keine Fachrichtung. Sie will den gesamten Bereich der bildgebenden Verfahren abdecken. Bücher zu speziellen Problemen werden ebenso publiziert wie weiter ausgreifende Themen. Ziel der Reihe ist es, aktuelle Themen aus der Radiologie den Radiologen und allen interessierten Ärzten vorzustellen.

Alle Bücher sind mit zahlreichen und drucktechnisch hervorragend reproduzierten Abbildungen dokumentiert. **Die Radiologische Klinik** wendet sich an Radiologen, Internisten, Urologen, Gynäkologen und Röntgenassistenten.

C. Claussen, B. Lochner

## Dynamische Computertomographie

**Grundlagen und klinische Anwendung**

Unter Mitarbeit von R. Schmiedel
1983. 71 Abbildungen. IX, 157 Seiten
DM 48,-. ISBN 3-540-12526-4

Dieses Buch bietet die erste vollständige Darstellung über die dynamische Computertomographie. Durch Vermittlung der physikalisch-technischen Grundlagen, der Kontrastmittelapplikationsformen und ihrer Pharmakokinetik wird die Basis für eine rationelle und diagnostisch effektive klinische Anwendung geschaffen. Anhand zahlreicher Bildbeispiele wird demonstriert, daß durch den Einsatz der dynamischen Computertomographie die Artdiagnostik und Abgrenzung von Läsionen gelingt, die mit der konventionellen Computertomographie nicht ausreichend erkannt werden können. Dabei erhält der radiologisch tätige Arzt in Klinik und Praxis auch einen Überblick über die diagnostischen Möglichkeiten bei der Anwendung von Kontrastmitteln in der Computertomographie.

G. W. Kauffmann, W. S. Rau

## Röntgenfibel

**Praktische Anleitung für diagnostische Eingriffe in der Radiologie**

1984. 50 Abbildungen. Etwa 320 Seiten
DM 68,-. ISBN 3-540-12586-8

Die **Röntgenfibel** bietet eine umfassende und praktische Anleitung für alle Arbeitsgebiete der Röntgendiagnostik, von der Thoraxdurchleuchtung bis hin zu subtilen Kathetertechniken. Hauptthemen sind: Magen-Darm-Trakt, Urographie, Cholegraphie, gehaltene Aufnahmen, Arthrographie und perkutane Punktionen. Für jedes einzelne Untersuchungsverfahren werden apparative Voraussetzungen, erforderliche Instrumente und Medikamente, Vorbereitung durch die Assistentin, Anamnese und Aufklärungsgespräch, Indikationen und Kontraindikationen, typische Komplikationen sowie alle Einzelheiten des Untersuchungsganges behandelt. Neben den Standardverfahren werden auch spezielle Untersuchungstechniken beschrieben, die im Rahmen seltener Erkrankungen oder besonderer therapeutischer Fragestellungen erforderlich werden.

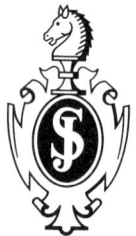

Springer-Verlag
Berlin
Heidelberg
New York
Tokyo